杨天鹏

川派中医药名家系列丛书

周奉皋　主编

U0308419

中国中医药出版社

·北　京·

图书在版编目（CIP）数据

川派中医药名家系列丛书.杨天鹏/周奉皋主编.— 北京：中国中医药出版社，2018.12

ISBN 978 – 7 – 5132 – 4998 – 0

Ⅰ.①川⋯　Ⅱ.①周⋯　Ⅲ.①杨天鹏—生平事迹　②中医临床—经验—中国—现代　Ⅳ.① K826.2　② R249.7

中国版本图书馆 CIP 数据核字（2018）第 105436 号

中国中医药出版社出版

北京市朝阳区北三环东路 28 号易亨大厦 16 层

邮政编码　100013

传真　010-64405750

廊坊市祥丰印刷有限公司印刷

各地新华书店经销

开本 710 × 1000　1/16　印张 12.75　彩插 0.5　字数 215 千字

2018 年 12 月第 1 版　2018 年 12 月第 1 次印刷

书号　ISBN 978 – 7 – 5132 – 4998 – 0

定价　55.00 元

网址　www.cptcm.com

社 长 热 线　010-64405720

购 书 热 线　010-89535836

维 权 打 假　010-64405753

微信服务号　zgzyycbs

微商城网址　https://kdt.im/LIdUGr

官 方 微 博　http://e.weibo.com/cptcm

天猫旗舰店网址　https://zgzyycbs.tmall.com

如有印装质量问题请与本社出版部联系（010-64405510）

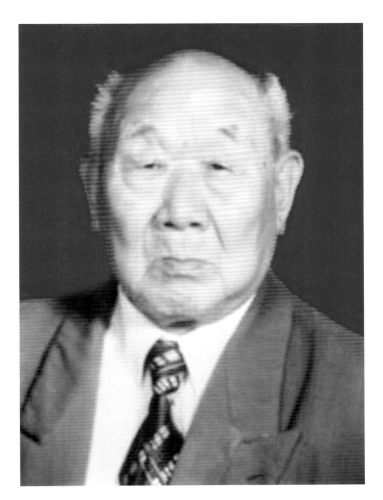

杨天鹏

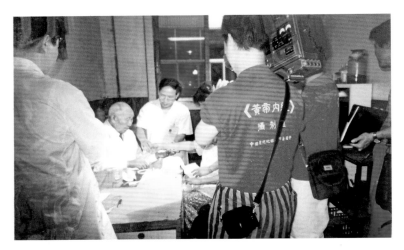

杨天鹏接受中央电视台"黄帝内经"节目组摄录1

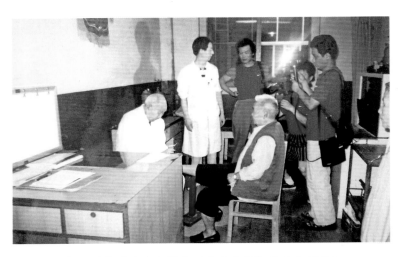

杨天鹏接受中央电视台"黄帝内经"节目组摄录2

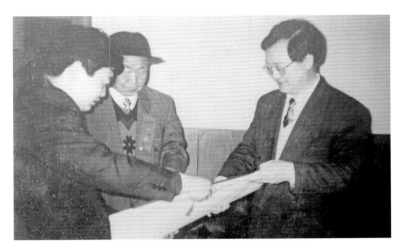

时任卫生部部长张文康（右）与杨天鹏（中）、
成都骨科医院院长张继祥（左）交谈

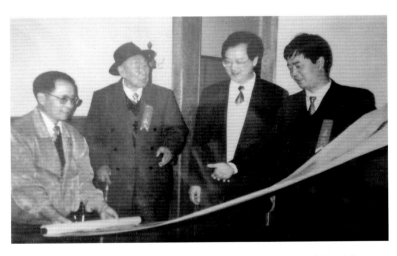

杨天鹏（左二）向原卫生部部长张文康（右二）请教国学

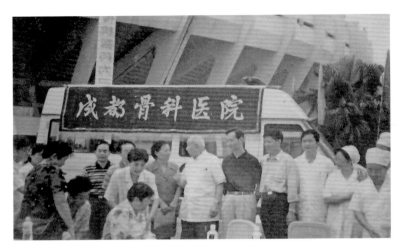

原四川省卫生厅厅长卓凯星、副厅长斯朗在百名专家义诊
活动时看望杨天鹏

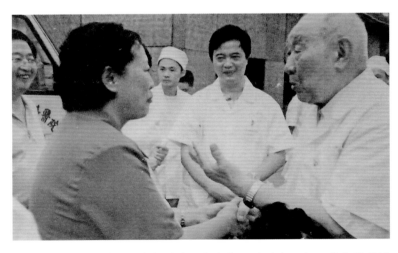

原四川省卫生厅副厅长斯朗（左二）与杨天鹏（右一）、成都骨科医
院院长张继祥（右二）亲切交谈

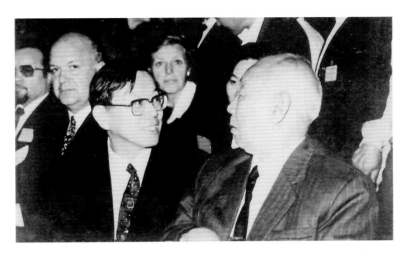

杨天鹏（右一）和原上海中医药大学校长、原上海市卫生局
副局长施杞（左三）合影

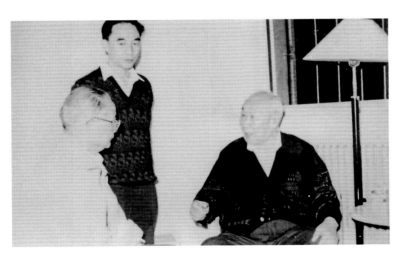

原全国中西医结合骨科专业委员会主任委员尚天裕（左一）看望
著名骨科专家杨天鹏（右一）

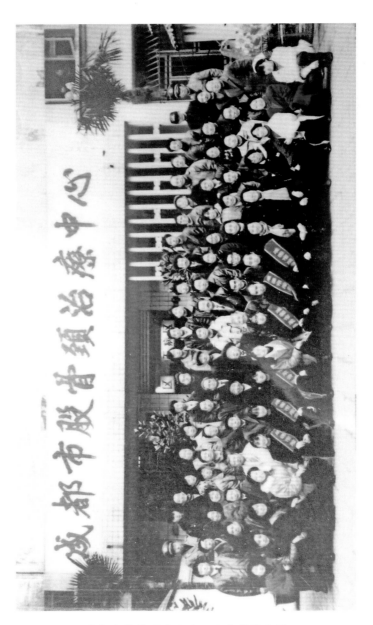

成都市股骨颈治疗中心全体成员合影

总序——加强文化建设，唱响川派中医

四川，雄居我国西南，古称巴蜀，成都平原自古就有天府之国的美誉，天府之土，沃野千里，物华天宝，人杰地灵。

四川号称"中医之乡、中药之库"，巴蜀自古出名医、产中药，据历史文献记载，自汉代至明清，见诸文献记载的四川医家有 1000 余人，川派中医药影响医坛 2000 多年，历久弥新；川产道地药材享誉国内外，业内素有"无川（药）不成方"的赞誉。

医派纷呈　源远流长

经过特殊的自然、社会、文化的长期浸润和积淀，四川历朝历代名医辈出，学术繁荣，医派纷呈，源远流长。

汉代以涪翁、程高、郭玉为代表的四川医家，奠定了古蜀针灸学派。郭玉为涪翁弟子，曾任汉代太医丞。涪翁为四川绵阳人，曾撰著《针经》，开巴蜀针灸先河，影响深远。1993 年，在四川绵阳双包山汉墓出土了最早的汉代针灸经脉漆人；2013 年，在成都老官山再次出土了汉代针灸漆人和 920 支医简，带有"心""肺"等线刻小字的人体经穴髹漆人像是我国考古史上首次发现，应是迄今我国发现的最早、最完整的经穴人体医学模型，其精美程度令人咋舌！又一次证明了针灸学派在巴蜀的渊源和影响。

四川山清水秀，名山大川遍布。道教的发祥地青城山、鹤鸣山就坐落在成都市。青城山、鹤鸣山是中国的道教名山，是中国道教的发源地之一，自东汉以来历经2000多年，不仅传授道家的思想，道医的学术思想也因此启蒙产生。道家注重炼丹和养生，历代蜀医多受其影响，一些道家也兼行医术，如晋代蜀医李常在、李八百，宋代皇甫坦，以及明代著名医家韩懋（号飞霞道人）等，可见丹道医学在四川影响深远。

川人好美食，以麻、辣、鲜、香为特色的川菜享誉国内外。川人性喜自在休闲，养生学派也因此产生。长寿之神——彭祖，号称活了800岁，相传他经历了尧舜夏商诸朝，据《华阳国志》载，"彭祖本生蜀"，"彭祖家其彭蒙"，由此推断，彭祖不但家在彭山，而且他晚年也落叶归根于此，死后葬于彭祖山。彭祖山坐落在成都彭山县，彭祖的长寿经验在于注意养生锻炼，他是我国气功的最早创始人，他的健身法被后人写成《彭祖引导法》；他善烹饪之术，创制的"雉羹之道"被誉为"天下第一羹"，屈原在《楚辞·天问》中写道："彭铿斟雉，帝何飨？受寿永多，夫何久长？"反映了彭祖在推动我国饮食养生方面所做出的贡献。五代、北宋初年，著名的道教学者陈希夷，是四川安岳人，著有《指玄篇》《胎息诀》《观空篇》《阴真君还丹歌注》等。他注重养生，强调内丹修炼法，将黄老的清静无为思想、道教修炼方术和儒家修养、佛教禅观会归一流，被后世尊称为"睡仙""陈抟老祖"。现安岳县有保存完整的明代陈抟墓，有陈抟的《自赞铭》，这是全国独有的实物。

四川医家自古就重视中医脉学，成都老官山出土的汉代医简中就有《五色脉诊》（原有书名）一书，其余几部医简经初步整理暂定名为《敝昔医论》《脉死候》《六十病方》《病源》《经脉书》《诸病症候》《脉数》等。学者经初步考证推断极有可能为扁鹊学派已经亡佚的经典书籍。扁鹊是脉学的倡导者，而此次出土的医书中脉学内容占有重要地位，一起出土的还有用于经脉教学的人体模型。唐代杜光庭著有脉学专著《玉函经》3卷，后来王鸿骥的《脉诀采真》、廖平的《脉学辑要评》、许宗正的《脉学启蒙》、张骥的《三世脉法》等，均为脉诊的发展做出了贡献。

昝殷，唐代四川成都人。昝氏精通医理，通晓药物学，擅长妇产科。唐大中年间，他将前人有关经、带、胎、产及产后诸症的经验效方及自己临证验方共378首，编成《经效产宝》3卷，是我国最早的妇产科专著。加之北宋时期的著名妇产科专家杨子建（四川青神县人）编著的《十产论》等一批妇产科专论，奠定了巴蜀妇产学派的基石。

宋代，以四川成都人唐慎微为代表撰著的《经史证类备急本草》，集宋代本草之大成，促进了本草学派的发展。宋代是巴蜀本草学派的繁荣发展时期，陈承的《重广补注神农本草并图经》，孟昶、韩保昇的《蜀本草》等，丰富、发展了本草学说，明代李时珍的《本草纲目》正是在此基础上产生的。

宋代也是巴蜀医家学术发展最活跃的时期。四川成都人、著名医家史崧献出了家藏的《灵枢》，校正并音释，名为《黄帝素问灵枢经》，由朝廷刊印颁行，为中医学发展做出了不可估量的贡献，可以说，没有史崧的奉献就没有完整的《黄帝内经》。虞庶撰著的《难经注》、杨康侯的《难经续演》，为医经学派的发展奠定了基础。

史堪，四川眉山人，为宋代政和年间进士，官至郡守，是宋代士人而医的代表人物之一，与当时的名医许叔微齐名，其著作《史载之方》为宋代重要的名家方书之一。同为四川眉山人的宋代大文豪苏东坡，也有《苏沈内翰良方》（又名《苏沈良方》）传世，是宋人根据苏轼所撰《苏学士方》和沈括所撰《良方》合编而成的中医方书。加之明代韩懋的《韩氏医通》等方书，一起成为巴蜀医方学派的代表。

四川盛产中药，川产道地药材久负盛名，以回阳救逆、破阴除寒的附子为代表的川产道地药材，既为中医治病提供了优良的药材，也孕育了以附子温阳为大法的扶阳学派。清末四川邛崃人郑钦安提出了中医扶阳理论，他的《医理真传》

《医法圆通》《伤寒恒论》为奠基之作，开创了以运用附、姜、桂为重点药物的温阳学派。

清代西学东进，受西学影响，中西汇通学说开始萌芽，四川成都人唐宗海以敏锐的目光捕捉西学之长，融汇中西，撰著了《血证论》《医经精义》《本草问答》《金匮要略浅注补正》《伤寒论浅注补正》，后人汇为《中西汇通医书五种》，成为"中西汇通"的第一种著作，也是后来人们将主张中西医兼容思想的医家称为"中西医汇通派"的由来。

名医辈出　学术繁荣

中华人民共和国成立后，历经沧桑的中医药，受到党和国家的高度重视，在教育、医疗、科研等方面齐头并进，一大批中医药大家焕发青春，在各自的领域里大显神通，中医药事业欣欣向荣。

四川中医教育的奠基人——李斯炽先生，在 1936 年创立了"中央国医馆四川分馆医学院"，简称"四川国医学院"。该院为国家批准的办学机构，虽属民办但带有官方性质。四川国医学院也是成都中医学院（现成都中医药大学）的前身，当时汇集了一大批中医药的仁人志士，如内科专家李斯炽、伤寒专家邓绍先、中药专家凌一揆等，还有何伯勋、杨白鹿、易上达、王景虞、周禹锡、肖达因等一批蜀中名医，可谓群贤毕集，盛极一时。共招生 13 期，培养高等中医药人才 1000 余人，这些人后来大多数都成为中华人民共和国成立后的中医药领军人物，成为四川中医药发展的功臣。

1955 年国家在北京成立了中医研究院，1956 年在全国西、北、东、南各建立了一所中医学院，即成都、北京、上海、广州中医学院。成都中医学院第一任院长由周恩来总理亲自任命。李斯炽先生继创办四川国医学院之后又成为成都中医学院的第一任院长。成都中医学院成立后，在原国医学院的基础上，又汇集了一大批有造诣的专家学者，如内科专家彭履祥、冉品珍、彭宪章、傅灿冰、陆干甫；伤寒专家戴佛延；医经专家吴棹仙、李克光、郭仲夫；中药专家雷载权、徐楚江；妇科专家卓雨农、曾敬光、唐伯渊、王祚久、王渭川；温病专家宋鹭冰；外科专家文琢之；骨、外科专家罗禹田；眼科专家陈达夫、刘松元；方剂专家陈潮祖；医古文专家郑孝昌；儿科专家胡伯安、曾应台、肖正安、吴康衡；针灸专家余仲权、薛鉴明、李仲愚、蒲湘澄、关吉多、杨介宾；医史专家孔健民、李介民；中医发展战略专家侯占元等。真可谓人才济济，群星灿烂。

北京成立中医高等院校、科研院所后，为了充实首都中医药人才的力量，四川一大批中医名家进驻北京，为国家中医药的发展做出了巨大贡献，也展现了四川中医的风采！如蒲辅周、任应秋、王文鼎、王朴城、王伯岳、冉雪峰、杜自明、李重人、叶心清、龚志贤、方药中、沈仲圭等，各有精专，影响广泛，功勋卓著。

北京四大名医之首的萧龙友先生，为四川三台人，是中医界最早的学部委员（院士，1955 年）、中央文史馆馆员（1951 年），集医道、文史、书法、收藏等于一身，是中医界难得的全才！其厚重的人文功底、精湛的医术、精美的书法、高尚的品德，可谓"厚德载物"的典范。2010 年 9 月 9 日，故宫博物院在北京为萧龙友先生诞辰 140 周年、逝世 50 周年，隆重举办了"萧龙友先生捐赠文物精品展"，以缅怀和表彰先生的收藏鉴赏水平和拳拳爱国情怀。萧龙友先生是一代举子、一代儒医，精通文史，书法绝伦，是中国近代史上中医界的泰斗、国学家、教育家、临床大家，是四川的骄傲，也是我辈的楷模！

追源溯流　振兴川派

时间飞转，掐指一算，我自 1974 年赤脚医生的"红医班"始，到 1977 年大学学习、留校任教、临床实践、跟师学习、中医管理，入中医医道已 40 年，真可谓弹指一挥间。俗曰：四十而不惑，在中医医道的学习、实践、历练、管理、推进中，我常常心怀感激，心存敬仰，常有激情冲动，其中最想做的一件事就是将这些中医药实践的伟大先驱者，用笔记录下来，为他们树碑立传、歌功颂德！缅怀中医先辈的丰功伟绩，分享他们的学术成果，继承不泥古，发扬不离宗，认祖归宗，又学有源头，师古不泥，薪火相传，使中医药源远流长，代代相传，永续发展。

今天，时机已经成熟，四川省中医药管理局组织专家学者，编著了大型中医专著《川派中医药源流与发展》，横跨两千年的历史，梳理中医药历史人物、著作，以四川籍（或主要在四川业医）有影响的历史医家和著作为线索，理清历史源流和传承脉络，突出地方中医药学术特点，认祖归宗，发扬传统，正本清源，继承创新，唱响川派中医药。其中，"医道溯源"是以民国以前的川籍或在川行医的中医药历史人物为线索，介绍医家的医学成就和学术精华，作为各学科发展的学术源头。"医派医家"是以近现代著名医家为代表，重在学术流派的传承与发展，厘清流派源流，一脉相承，代代相传，源远流长。《川派中医药源流与发展》一书，填补了川派中医药发展整理的空白，是集四川中医药文化历史和发展现状之大成，理清了川派学术源流，为后世川派的研究和发展奠定了坚实的基础。

我们在此基础上，还编著了《川派中医药名家系列丛书》，汇集了一大批近现代四川中医药名家，遴选他们的后人、学生等整理其临床经验、学术思想编辑成册。预计编著一百人，这是一批四川中医药的代表人物，也是难得的宝贵文化遗产，今天，经过大家的齐心努力终于得以付梓。在此，对为本系列书籍付出心血的各位作者、出版社编辑人员一并致谢！

由于历史久远，加之编撰者学识水平有限，书中罅、漏、舛、谬在所难免，敬望各位同仁、学者提出宝贵意见，以便再版时修订提高。

中华中医药学会　副会长

四川省中医药学会　会　长

四川省中医药管理局　原局长

杨殿兴

成都中医药大学　教授、博士生导师

2015 年春于蓉城雅兴轩

潘序 ————————————————————————————————

　　杨氏天鹏伤科，源于少林医学。成名二十世纪，名噪天府之国。落户成都东门，得城三分之一。徒有太安兴开，继祥克枫一林，忠泉显沛文忠，刘俊福祥朝仁。后学三生有幸，有缘拜入师门。常受杨派教诲，多忆师爷其人。

　　杨氏天鹏英豪，见证百年古今。以投九师之谦，博采众家所长。云武元福授业，元空长老解惑。少年英雄之胆，关刀滚刀之技。孤胆行侠仗义，武医问迹江湖。遍尝走摊之苦，多结豪杰之盟。成家立业盐都，辗转定居益州。

　　东门桥头正骨，城门广场献技。金章银章之约，杏林声誉鹊起。东糠街办有功，联合诊所成立。一方政府有为，一人绝技得存。杨氏膏丹丸散，纤夫走卒受益。虎穴散剂发力，昏死民警重生。治伤立竿见影，自此远扬威名。

　　幸遇拨乱反正，保得一世名身。老骥志在千里，无所保留传承。为公为私有矩，为人为事公平。独有三通三宝，方得百岁寿辰。恰逢太平盛世，教诲芸芸众生。真乃杏林奇翁，亲传徒弟百人。文康天裕和鸣，誉以泰斗美称。

　　试问其学其识，治伤八法如神。治伤切忌寒凉，疗伤重在扶阳。治伤重调肝肾，活血尤重行气。治痹重在温养，通窍首当逐风。理伤据位选药，重用血肉之品。

　　试问骨断筋伤，独论入木三分。内牵外牵引力，来路去路无疑。提抖背抖牵抖，掌拍根拍分拍。三指四指拨络，翻把翻裹之劲。夹缚滑结之妙，纸质夹板之绝。

今得省局资助，奉命搜集轶闻。卫生百年大计，成卷成书永恒。师爷真乃异人，师爷真乃高人！满百驾鹤西去，医史雁过留声！同道敬谓泰斗，西南王之美名。吾辈后学之徒，吾师太安先生。嘱余作文序之，末学战战兢兢。

徒孙　潘良春

戊戌年春谨序

编写说明 —————————————————————

　　《川派中医药名家系列丛书——杨天鹏》，是我院在 2012 年度中标的四川省中医药管理局科研课题"杨天鹏骨伤科的继承和发扬"的一部分。经过五年多的走访调查、收集整理、提炼总结，初步形成了课题成果——结题报告。在此基础上，根据四川省中医药管理局编纂的《川派中医药名家系列丛书》，我院课题组组织人手，根据要求编写了《杨天鹏》一书，以飨读者。

　　由于时间紧，任务重，课题组没有太多写作经验，使得本书并不能完全反映杨天鹏老先生的学术和医术、医德和影响力，在此表示歉意！对四川省中医药管理局在课题和写作工作中给予的指导表示感谢！需要特别说明的是，鉴于对知识产权的保护，经杨天鹏骨伤科学术传承人集体决定，本书涉及的杨天鹏常用的经验方及古方的药物剂量不予公开。

　　希望读者提出宝贵意见，以便我们在今后的流派整理和传承工作中做出更为准确、有效的工作。

成都骨科医院

"杨天鹏骨伤科的继承和发扬"科研课题组

二〇一八年四月

目　录

103　　**学术思想**

生平简介

杨天鹏

　　杨天鹏（1902—2005），男，汉族，1902 年 5 月出生于四川省安岳县，主任中医师，中华中医药学会骨伤科分会第一、第二届理事会顾问，成都骨科医院名誉院长，成都中医药大学教授。

　　杨天鹏自幼习武学医，1922 年和 1926 年先后拜名师周云武和刘元福，兼攻中医骨科及少林武术，同时随师上山采药，为民众医病疗伤。多年的艰苦学习与实践为他后来的骨伤科事业奠定了坚实的基础。他常常往坟地里跑，在人家迁坟时跑去看骨架，并拿着野狗刨出来的人骨仔细研究。武术方面，杨天鹏练就了一套"关公十八刀"，整刀重 47 斤，"大刀立下走三步"已为绝活，曾在一次民间体育运动大会上表演，被贺龙将军亲自称赞。1930 年，他正式出师开始行医，曾先后到过内江、自贡、泸州、宜宾、江安、打鼓新场、江津、合江、重庆、遵义、赤水等地，足迹遍布川黔，救死扶伤无数。

　　杨天鹏为人忠厚，而且非常注重医德修养。他常说：作为一名好医生，应该做到"精"与"诚"。精，就是对医术的精益求精；诚，就是以诚心待患者，不能以其地位高低、衣着华朴、关系亲疏来区分贵贱，而要一视同仁，要把患者的痛苦当成自己的痛苦。在他医治的患者中，大多为船夫、车夫、挑夫等贫困百姓。杨天鹏不仅为他们精心施治，而且对一些无钱付医药费的穷苦人给予免费诊疗，有的甚至还馈送路费，赢得了广大患者的钦佩和崇敬，声誉日增。

　　1940 年，他在自贡开设了"天元堂"诊所。1943 年在成都下东大街 73 号开设了"天元堂"诊所，1948 年他将该诊所重新扩大，修建成占地面积约 $100m^2$ 的三层楼房。1956 年杨天鹏参加了"成都卫生工作协会"，并将自己的"天元堂"诊所无私地奉献给了政府，更名为"成都市东城区骨科联合诊所"，并担任所长。1964 年该诊所发展成为"成都市东城区骨科医院"，1982 年更名为"成都骨科医院"。

　　他曾多次被评为四川省成都市及东城区的先进工作者，被选为成都市第四、第五届人大代表，任成都市东城区政协委员、常委等职。1985 年 5 月，成都市卫生局授予他"成都市名老中医"称号。1989 年晋升为主任中医师。

　　杨天鹏广学博采，勇于探索。他每到一处，必拜访当地名医，请求指点教诲。他先后参拜师父 20 余人，从中汲取各家之长，不断地充实和完善自己，以求"百尺竿头，更进一步"。他常说"井淘三遍出好水，人投九师技艺高"，只有这样，才能达到"精研博究，不谋得失"。

　　杨天鹏常以"胆欲大而心欲小，智欲圆而行欲方"的格言来要求弟子们。他说："临诊看病，既要敢想敢做，当机立断，又要小心谨慎，周密思考；既要灵活多变，又不墨守成规；必须按照客观规律办事，不能主观臆断。"这些具有创见性的辩证思想，使后学获益良多。他亲手培养的 60 多名弟子，分布在全国各地，有的从事临床，有的从事教学，有的从事医院管理工作，都已成为单位的业务骨干。他对学生弟子们既爱护，又严格要求，他要求学生弟子们既要有热情周到的服务态度，又要对患者有耐心，还要有严谨认真、一丝不苟的医疗作风。他的一呼一吸都与患者息息相关，竭尽全力救治患者是他毕生乐趣，即使在 20 世纪 60 年代身陷逆境遭到迫害时，他依然不辍为患者疗伤祛疾。据说，中华人民共和国成立前成都突然流行霍乱，然而不少喝了杨天鹏药酒的苦力却无人染病。

　　杨天鹏年逾古稀之时，仍在为中医骨伤科事业的发展而操劳。1982 年 6 月成都市成立中医骨科学会，他被推选为学会常委。此后，他先后参加了在长沙、武汉、石家庄、洛阳、西安、无锡、渡口（攀枝花）、乐山、宜宾、成都等地举行的全国和省、市级学术会议，在大会上做了示范交流。在四川省第三次骨科学术研讨会上，他无私地将自己的秘方"虎穴散"献了出来，受到与会专家的热烈欢迎和高度评价。据称，曾有两位民警被 11 个歹徒袭击后昏死过去，几乎成了"植物人"。两位民警服用"虎穴散"后，很快苏醒，康复如初。他还先后在全国和省级刊物上发表论文 10 余篇，代表作有《理筋手法应用心得》《肩周炎的治疗经验》《胸部伤筋的治疗经验》等。

　　由于他有广博的学识、严谨的治学态度和孜孜不倦的探索精神，逐渐形成了一套独具特色的骨伤科诊断治疗方法。最令人称奇的是，杨老的头发三次由白变青，第一次是 60 多岁时，最后一次则是 94 岁时。他的大儿子、15 岁就跟着父亲习医的杨文忠透露，父亲是吃了自己研制的保健药品才发生了这样的奇迹。说到杨天鹏的长寿秘诀，他的弟子、成都市骨科医院副院长周太安说，是杨天鹏自己总结出来的"三通"：一是"思想通"，胸怀开阔，对事业精益求精，对名利与世无争；二是"气血通"；最后是"二便通"，大小便通。

杨天鹏对疑难骨伤病症颇有研究，尤其对老年性关节病变有独到见解。他常说，"人老先从关节老，无事蹬脚三百腿"，"男子以精为贵，女子以血为主"，实为他经历半个多世纪的临床实践经验总结之精髓。

在用药方面，他不拘泥于骨折的初、中、后三期的治疗常规，更强调"治伤切忌寒凉，疗伤重在扶阳。治伤重调肝肾，活血尤重行气。治痹重在温养，通窍首当逐风。理伤据位选药，重用血肉之品"。杨天鹏认为，内外兼治是加速患者生理功能迅速改善和调节的必要手段，是促进骨折生长愈合的重要条件，所以极其重视调补肝肾与培补脾土。他采用医患协作，借力发挥之法来医治筋伤与骨折。在手法的应用上，则要求手法熟练、刚柔相济。他有独创的理筋手法，如"八字分拍法""近节牵抖法""四指拨络法"等。在骨折的整复方面，他主张重视术前准备工作，力求一次性整复成功，既可减少患者的痛苦，又可防止反复性整复造成愈合后的功能障碍或畸形等。

杨天鹏一生勇于探索，坚持实践第一，急患者所急，想患者所想，几十年来，不知挽救了多少患者的伤残乃至生命。他崇高的医德、卓越的学识、精湛的医术，深深地教育了一代又一代的临床医务工作者，也受到他的同事、弟子及患者的崇敬与爱戴。杨天鹏为人和善正直，广交朋友，四川著名川剧变脸大师彭登怀、四川著名画家赵蕴玉、四川著名书法家李半黎、四川金钱板大师周忠新等皆是杨天鹏好友。

杨天鹏从 20 世纪 60 年代开始收徒，有杨文忠、周兴开、曾一林、刘洪华、张继祥、姜访华、马福祥、周太安、张朝仁、朱显沛、李忠泉、彭敏、谢忠诚、阳庭光、孔庆军、李翠红、阳家明、唐明忠、李博萝、罗良湘、范增源、李碧丽、彭科荣、刘俊、唐先跖、唐先剑、田瑞祥、曹承琳、潘再琳、刘鸣、钟世华、许灿荣、周光焜、孙光荣、唐杰人、谌宗沛、朱开虎、吴光放、肖复彬、肖富文、赵志春、官启泰、朱克铸、黄明生、曾光华等。

一、内治法

1. 治伤切忌寒凉

中医认为，"有伤必有瘀，有瘀必致痛；有伤必有寒，有寒必阻滞，有滞必有瘀，有瘀必有痛"。中药治疗损伤性疾病，无论内治法，还是外治法，都能达到治疗的目的。杨氏认为，"用药的途径不同，但治伤用药的法则是统一的"，并强调"热则行，寒则凝"。治疗损伤性疾病，无论内服药或外用药皆切忌寒凉。《疡科选粹》说："盖血见寒则凝。"《可法良规》说："凡伤损之症，若误饮冷水，瘀血凝滞，气道不通，或血上逆，多致不救。"又说："盖胃气得寒而不生，运气得寒而不健，瘀血得寒而不能行……若内有瘀血停滞，服以通之不在此例。"若有瘀血在内，须通利者，也应寒热并用，瘀去而止立止。《医宗金鉴》说："凡跌仆闪挫，或服克伐之剂，或外敷寒凉之药，致血气凝结者，俱宜用活血顺气之剂。"代表方"少腹逐瘀汤"。杨氏主要针对腹部挫伤，气滞血瘀导致少腹肿痛的情况运用此方，方中当归、川芎是阴中之阳药、血中之气药，配合赤芍以活血化瘀、养血行血，生蒲黄、五灵脂、没药、延胡索以活血祛瘀、散结止痛，肉桂、干姜、小茴香以温经止痛、通达下焦。

2. 疗伤重在扶阳

阳气能促进人体的新陈代谢即气化过程，促进精、血、津、液的化生，使人体各种生理活动的进程加快，产热增加，精神振奋。"阳气者，精则养神，柔则养筋"，故阳气足则人体各方面功能强健。杨氏认为，卫气是阳气的一部分，卫气卫外，跌打损伤必使其伤，导致阳气的虚损。阳气受损后，如不及时扶助阳气，可导致风寒湿邪乘虚侵袭人体，导致筋骨活动不利、肢体麻木、冷痛。阳气虚亦可使气化过程减慢，使人体代谢减缓，导致人精神萎靡不振或骨折后久久不愈，或骨痂生长缓慢。故杨氏在疗伤的过程中，早期重视顾护阳气，后期在调补阴阳的方药中，尤偏于温补阳气，有些方药则直接温补阳气、回阳通脉。如：代表方"干姜粉"温经止血，适用于风寒湿滞留于筋骨，跌仆损伤后期患部冷痛。

干姜用于暖脾阳，又能回阳通脉、温肺化饮，用治亡阳证、四肢厥逆、脉微欲绝、形寒肢冷等症。"开弓大力丸"也是阴阳双补，偏于温阳，方中补骨脂、菟丝子、河车粉、锁阳、海马等皆是温补肾阳的要药。

3. 治伤重调肝肾

《正体类要》曰："肢体伤损于外，则气血伤于内，营卫有所不贯，脏腑由之不和。""肝主筋，肾主骨。"损伤筋骨必内动于肝肾，故欲筋骨强劲必求之于肝肾。杨氏治疗损伤，除了早期使用一定量的活血化瘀药物外，后期非常重视调补肝肾。杨氏认为，肾藏精、肝藏血，精血的充盈与否，直接影响着筋骨的生长、发育。由于损伤而形成消血耗髓的病理变化，使筋骨失养，势必影响其修复、再生，所以应重视调补肝肾。另外，杨氏认为，伤后筋骨痿弱，骨质疏松，肢体关节屈伸不利，关节稳定性减弱，易形成习惯性的关节脱位、半脱位，或者关节错缝整复之后再次出现"筋出槽""骨错缝"的情况，与肝肾亏虚、气血不足有密切关系。临床上杨氏常用滋肝固肾为主、调养脾胃为辅的方法，是因为"脾为后天之本"，脾主运化水谷，脾气的运化功能健全，就能为化生精、气、血等提供充足的养料，脏腑、经络、四肢百骸，以及筋肉皮毛等组织就能得到充足的营养，从而发挥正常的生理功能。由于卧床及运动量减少等诸方面的因素，脾胃运化受纳功能下降，不能发挥其"食气入胃，散精于肝，淫气于筋"（《素问·经脉别论》）的功能，势必影响精血的化生。代表方如"开弓大力丸"，方中以龟板、熟地、杜仲、枸杞子、怀牛膝滋阴补肾、填精补髓；当归、白芍、人参、黄芪补血调肝养筋；猴骨强筋健骨；锁阳、补骨脂、菟丝子、河车粉补肾壮阳养骨；陈皮、茯苓、怀山药、砂仁健脾益气；盐黄柏、知母一则可加强滋阴作用，二则可防温燥太过反灼阴精。诸药炼蜜为丸，以人参熬水送服。

4. 活血尤重行气

损伤一症，多从血立论。杨氏认为，气为一身之主，血无气不行，瘀血证每多始于气滞。故强调活血应重行气，令气行血畅而瘀祛。即使祛瘀，杨氏也不主张用峻猛攻下之法，认为攻下太过容易伤正气，不利于损伤组织的修复。根据"气为血帅""气行则血行""气滞则血滞"的理论，杨氏提出了以行气为主、化瘀为辅的治疗法则。代表方如"通气散"，方中以柴胡、枳壳、香附、青皮、陈皮理气，当归、桂枝、川芎、白芍、甘草养血和营，红花、伸筋草、舒筋草、苏木、泽兰、三七、血竭消瘀定痛，煎汤或制成丸剂、散剂服用。而针对旧伤不愈、经血不和、创伤出血、伤后肿胀、瘀血疼痛的情况，杨氏选用的"损伤活血丸"加入了很多行气、理气的药物，如南木香、厚朴、香附、小茴香、川芎等加强行气、理气的作用，以推动瘀血的消散。

5. 治痹重在温养

《素问·痹论》说："风寒湿三气杂至，合而为痹。"常见的行痹、痛痹、着痹是风、寒、湿等邪气，在人体卫气虚弱时侵入人体而致病。杨氏认为，损伤性关节炎属痹症范畴，是由于损伤致气血虚弱，风、寒、湿邪乘虚侵袭人体，痹阻经络，气血运行不畅，导致肌肉、筋骨、关节发生疼痛、麻木、重着、屈伸不利，甚至关节肿大灼热，属于正虚邪实之证。因筋赖血以养，血得温则行，故治疗上杨氏多用温养通痹法，以达到扶正祛邪、温通经脉之目的。代表方如"通痹散"，方中以茯苓、陈皮、白术健脾除湿，地龙、松节、桂枝、藁本、北细辛、制二乌、乌梢蛇、五加皮温经通痹，当归、白芍养血和营。煎汤或做丸、散内服均可。

6. 通窍首当逐风

通窍法是治疗瘀血在巅顶或体腔内的大法。常用活血行气的药物。但杨氏在治疗此类损伤时则主张以逐风为主。因为风为阳邪，其性轻扬升散，具有升发、向上、向外的特性。所以风邪致病，易于伤人上部。风邪又是外感病因的先导，寒、湿、燥、热等邪，往往都依附于风而侵袭人体，当人体正气虚时致病。杨氏认为头为诸阳之会，体腔内是诸阳之通道，伤后局部气血运行失畅，风邪往往乘虚而入，故有"有伤必有风"之说，所以治宜逐风通窍之法。代表方如"虎穴散"，方中羌活、藁本、天麻、牛蒡子、细辛、木瓜、桂枝逐风祛邪，红花、当归、乳香、没药、麝香活血通窍、镇痛安神，猴骨养肾壮骨。先将除麝香以外的诸药各等份共研极细末，加入麝香混匀，醪糟水冲服。

7. 理伤据位选药

杨氏遣方用药，会根据受伤部位不同，配选不同的引经药物，以引导诸药直达病所，增强药物的疗效。

（1）头部损伤：初期用"通窍活血汤"加味，如有脑震荡，后期用"虎穴散"加味；头部损伤如伤在巅顶酌加吴茱萸、藁本、细辛，前额及眉棱骨伤酌加升麻、葛根、知母、白芷，头两侧用柴胡、川芎、黄芩，后枕部损伤酌加羌活、蔓荆子、川芎。

（2）四肢损伤：初期以活血化瘀、消肿止痛为主，选用杨氏"通筋散"或"损伤活血丸"，若有大便秘结、满腹胀满可用"大成汤"，以通腑下瘀。中、后期改用接骨续筋、调补肝肾、壮筋骨、养气血的方药，可选"开弓大力丸""接骨丸"等。此外，上肢损伤要酌加姜黄、桑枝、桂枝、羌活、防风、五加皮、续断等，下肢损伤酌加牛膝、海桐皮、木瓜、独活、千年健、防己、泽泻等，骨节处损伤酌加松节、南星。

（3）颈椎损伤：①骨折：早期以消肿止痛、行气导滞、活血化瘀为主，内服"复元活血汤"加味，方中宜加用金毛狗脊、骨碎补、续断等补益督脉。肿痛渐消，应以接骨续筋为主，可用"开弓大力丸"或"接骨丸"等，若骨折已愈合，关节稳定，可用舒筋活血、通利关节之治法，选用"麻桂温经汤"或"独活寄生汤"加减。②颈椎病：治宜补肝肾、祛风寒、活血通络止痛为主，可配合补肝肾、调气血、祛风活血的药物，如"开弓大力丸"或"虎穴散"等，颈肩臂痛较剧者，可用"葛根汤"加减，麻木明显者可用羌活胜湿汤加全蝎粉、三七粉冲服。③颈部扭伤：应通筋活络、理气镇痛，方选"通筋散"或"接骨丸"，酌加葛根、白芷。

（4）肩关节损伤：前期一般用散瘀消肿、通络止痛的药物，可用"通筋散"加减，后期以舒筋补肾为主，方用"开弓大力丸"。左肩伤酌加青皮，右肩伤酌加升麻。

（5）胸胁部损伤：胸胁部骨折早期选用行气导滞、活血祛瘀的方药，如"复元活血汤"加减，中期全身症状消除，治宜接骨续筋，选用"接骨丸"或"开弓大力丸"，后期可服用舒筋活血、培补肝肾药物，以治疗伤后筋腱粘连板结、气血虚亏，可选用"壮力丸"等。胸胁部伤气为主者，治法以行气为主，佐以活血化瘀之法，可用"柴胡疏肝散"或"金铃子散"加减；伤血为主，应以活血化瘀为主，佐以行气止痛之法，可用"血府逐瘀汤"与"柴胡疏肝散"化裁应用。胸中的损伤酌加郁金、枳实、枳壳、茯苓皮、制香附、苏子等，两胁肋部酌加柴胡、陈皮、延胡索、龙胆草、紫荆皮等。

（6）腰部损伤：腰椎骨折，早期治宜活血化瘀、通腑祛瘀，可用"少腹逐瘀汤"加减；中后期选用调补肝肾、促进骨痂生长的方药，如"开弓大力丸"或"接骨丸"加减等。腰椎间盘突出症急性期宜选用通经活络为主的方药，如"通筋散"加减；如进入慢性期或伴有腰肌劳损，或腰椎退变者宜选用养气血、补肝肾、壮筋骨的方药，如"壮力丸"或"开弓大力丸"加减应用；对寒湿偏盛者宜用"羌活胜湿汤"或"独活寄生汤"加减。腰部损伤酌加续断、狗脊、杜仲、补骨脂、大茴香、桑寄生、淫羊藿、山茱萸等。

（7）髋部伤筋：早期治宜活血祛瘀、通络止痛，可用"复元活血汤"加减，后期应重在补肝、脾、肾，可用"开弓大力丸"，酌加蛇床子等。

（8）膝关节损伤：早期宜用"桃红四物汤"或"复元活血汤"加减，慢性期可服"开弓大力丸"加减，酌加血竭、三七、牛膝、黄柏等。

（9）踝关节扭伤：早期宜用活血祛瘀、消肿止痛药，如"桃红四物汤"加减，酌加木瓜，后期宜用舒筋活络、温筋止痛，如小活络丹等。

8. 重用血肉之品

杨氏认为人与动物等的血肉有情之品更易被人体吸收，补益之力更是草木金石之类药所难以比拟的。故杨氏在其治疗骨折、筋伤后期的方药中，都会选用几种血肉有情之品，其所选血肉之品主入肝、肾、脾经，主要用于治疗损伤后期肝肾亏虚、气血不足造成的虚损。其中性味咸、温者，功效重在壮阳助火；甘、寒者，重在滋阴生津。血肉之品可以补助人的精、气、神三宝，填补人体之下元，达到调整阴阳、补益冲任之目的，临床应用效果较好；且自古就有"以骨补骨、以血补血、以髓补髓"等之说。叶天士有言："夫精血皆有形，以草木无情之物为补益，声气必不相应，桂附刚愎，气质雄烈。精血主脏，脏体属阴，刚则愈劫脂矣……且血肉有情，栽培身内之精血，但玉道无近功，多用自有益。"

杨氏方药中常用的血肉之品有：①紫河车，本品是父精母血相合而成，真元所钟，乃血肉有情之品，其补益作用非金石草木药可比，与人同气相求，能大补元阳、骤补真阴、阴阳并重，为滋补强壮的珍品。有补肾阳、益精血、补肺脾气、安心神的功效。主治：肾气不足，精血亏虚之不孕；阳痿遗精、腰酸耳鸣等；肺肾两虚之喘嗽；气血不足，萎黄消瘦，产后乳汁少等；癫痫；免疫缺陷病症。《本草蒙筌》载："疗诸虚百损……治五劳七伤。"②猴骨，有除风祛湿、镇惊、截疟的功效。主治：风寒湿痹，四肢麻木，小儿惊痫及疟疾发热等症。③豹骨（狗骨代），有追风定痛、强壮筋骨的功效。主治：筋骨疼痛，风寒湿痹，四肢拘挛、麻木，腰膝酸楚。④龟板，有滋阴潜阳、益肾健骨、固经止血、养血补心的功效。主治：肾阴不足，骨蒸劳热，吐血，衄血，久咳，遗精，崩漏，带下，腰痛，骨痿，阴虚风动，小儿囟门不合。《本草纲目》载："故取其甲以补心、补肾、补血，皆以养阴也。"⑤地龙，有清热定惊、息风止痉、通络、平喘、利尿的功效。主治：壮热惊痫，动风抽搐；湿热下注，热淋涩痛；热痹节肿赤痛；适当配伍也可治寒痹；配伍益气行血药常用于气虚血瘀，经络不利，偏瘫失语者。⑥土鳖虫，有破瘀血、续筋骨的功效。主治：筋骨折伤，瘀血经闭，癥瘕痞块。《长沙药解》载："善化瘀血，最补损伤。"⑦乌梢蛇，有祛风湿、通经络、止痉、祛风止痒的功效。主治：风湿顽痹，麻木拘挛，中风口眼㖞斜，半身不遂，抽搐痉挛，破伤风，麻风疥癣，瘰疬恶疮。⑧脆蛇，有祛风除湿、舒筋活络、散瘀消肿的功效。主治：风湿疼痛，头晕目眩，跌打损伤；接断骨。⑨鹿角胶，有壮元阳、补气血、生精髓、暖筋骨的功效。主治：各种虚损、劳伤。⑩鹿茸，有补肾阳、益精血、强筋骨、调冲任、托疮毒的功效。主治：肾阳虚衰，精血不足证；肾虚骨弱，腰膝无力或小儿五迟；妇女冲任虚寒，崩漏带下；疮疡久溃不敛，阴疽疮肿内陷不起，可引药至督脉。⑪水蛭，有破血通经、逐瘀的功效。主治：月经闭止、癥瘕腹痛、蓄血、损伤瘀血作痛、痈肿丹毒等症。⑫螃蟹，有清热解毒、补骨添髓、养筋活血、利肢节、滋肝阴、充胃液的功效。主治：瘀血、黄疸、腰腿酸痛和风湿性关节炎等。⑬蕲蛇，有祛风、通络、止痉的功效。主治：风湿顽痹，麻木拘挛，中风口眼㖞斜，半身不遂，抽搐痉挛，破伤风，麻风疥癣。⑭穿山甲，又名甲珠，有活血散结、通经下乳、消痈溃坚的功效。主治：血瘀经闭，癥瘕，风湿痹痛，乳汁不下，痈肿，瘰疬。《医学衷中参西录》曰："穿山甲，味淡性平，气腥而窜，其走窜之性，无微不至，故能宣通脏腑，贯彻经络，通达关窍，凡血凝血聚为病，皆能开之。"以上这些药物在杨氏常用的"开弓大力丸""虎穴散""损伤活血丸""壮力丸""通痹散""通筋散""大活络丹""接骨丸""加味虎潜丸"等方药里面有所体现，加强了方药滋补肝肾、温助阳气、祛湿散寒、舒筋通络的功效，使方药的整体补益祛邪之力得到了较大提升。

二、外治法

杨天鹏骨伤科外治法始终遵循中医学的整体观念和辨证论治两大基本原则。杨氏在秉承上述原则的基础上，积80余年之经验，总结出了一套完整的、系统的、独具特色的治伤之法，提出了许多形象鲜明的论点。如"来路即是去路"是指导骨折、脱位的整复手法的论点；"娴熟、刚柔相济，医患合作，借力发挥"是指导理筋手法的论点；"三通一动"是关于养生的论点。另外，还有"治伤切忌寒凉""疗伤重在扶阳""治伤重调肝肾""活血尤重行气""治痹重在温养""通窍首当逐风""理伤据位选药""重用血肉之品"等一系列用药指导思想，以及为手法、术后练功及养生而研制的"壮元益寿功法"。长期的医疗实践证明了这些论点及功法的科学性与实用性，兹分述如下。

1. 正骨手法

《医宗金鉴》说："夫手法者……诚正骨之首务哉。"杨氏深谙手法在治伤中的地位，常以"七分手法三分药"来阐明手法的重要性，强调实施手法必须从整体出发，局部与整体并重，辨证（位）清楚，要达到"以手扪之，自悉其情"的地步，确保手法熟练、稳妥、刚柔相济、准确无误，力求手到病除的奇效。

在治疗骨折、脱臼方面，杨氏提出"来路即是去路"的手法原则。也就是说，必须以肌肉、骨骼杠杆力学和作用力的方向为依据，认真详细地分析清楚造成骨折各种畸形的原因和过程，脱臼的过程和最终方向，从而找到它正确的"来路"，以此反转推导到归位即是它的"去路"，这种反转推导的演绎过程，就是骨折整复、脱臼归位所施手法的最好途径。只有素知其体相，识其部位，才能"手随心转，法从手出"。根据"来路即是去路"的论述，通过我们长期临床实践，有力地证明了这一论述的科学性、普遍性和实用性。既能减轻了患者痛苦，又为骨折早期愈合创造了有利条件。

在实施手法时，杨氏反对手法粗暴、蛮力硬拉、加剧局部损伤、给患者增加更大痛苦的行为，主张医患合作，借力发挥，"机触于外，巧生于内"，以四两之力，拨千斤之物，力求做到手法一次成功。这就是杨氏治疗骨折、脱臼的手法原则和特点，具体手法在临床中的应用将在有关章节中介绍。

2. 理筋手法

杨天鹏先生在 80 余年的医疗实践中，深研敏悟，总结出一套行之有效的治伤方法，尤以理筋手法擅长，非同一般，已自成一家，体系别具一格。

杨天鹏的理筋手法具有三大特点：

（1）辨证施法：杨氏认为，人的差异很大，不仅有禀赋、年龄、性别的差异，而且有病变部位、职业及病变新旧的不同。所以，手法就不能千篇一律。他强调应注意辨明以下几点：①应辨明病变的深与浅。因作用于肌腱、肌肉的手法与作用于皮肤、皮下组织的手法差异很大。前者的手法深透，后者的手法表浅，手法所产生的效应当然也就不一样。②辨肢体的延长或缩短，以此来判断关节是否有半脱位或筋错缝。③辨脊柱的生理弧度是否有异常改变，如高凸、凹陷及侧弯等。④辨患者身体的强弱和筋的松软或坚实。根据以上辨证，再施以恰当的手法。

（2）借力发挥：在诊治疾病时，他利用患者自身的体重和体位的变化，在地心引力及患者自身增加腹内压力（鼓气）的作用下，再施行手法，这就是杨氏独创的"外牵引力"和"内牵引力"的学说。利用体重、体位和地心引力的作用力谓之"外牵引力"。患者鼓气产生的作用力则为"内牵引力"。在这两种力的共同作用下再进行手法，就会产生事半功倍之效果。

（3）刚柔相济：施手法前，要根据病变部位皮肉的肥与瘦、坚与软，病变发生的新与旧等差异，经辨证分析后，再确定手法的"刚"或"柔"的配合应用法。

杨氏的手法多数都是复合手法。施手法时要求先用轻手法疏理，然后才能应用较重的手法，即"刚柔相济""舒运结合"的施法原则。

（4）常用手法

1）拍击法：拍击法是用手法在病变部位击打的治法。拍击法有通督脉、通关窍、散瘀结等功效。根据病变的差异，又将其分为以下两类拍击法。

八字分拍法：八字分拍法是术者双手手指微屈曲，大小鱼际内收，着力点在大小鱼际，分拍状如"八"字。八字分拍法宜用于腰腿痛、腰背痛，以及脊柱生理弧度加大或凹陷者。八字分拍法的使用步骤是：让患者俯卧于杨氏特制高凳上（高凳凳面长 35cm、宽 25cm、高 88cm 左右），鼓气增加腹内压力，形成内撑开力（或叫内牵拉力）。术者双手在病变部位旁开 2cm，向左右两个方向分拍。八字分拍法的动作要领：双手动作要协调，刚柔相济，快慢适中。

掌根拍击法：此法是术者五指稍向上翘，掌根部突出，用掌根突出部在病变处拍击。此手法宜用于脊柱病变部位以高为宜，拍击时患者应将口张开，放松全身肌肉。

此手法的操作步骤是：颈椎病患者宜坐位，头略前倾。腰椎、胸椎病患者则宜俯卧位。用掌根在病变部位击打 3～5 次。动作要领：着力点要准确，用力时要刚中略带柔。

2）松旋法：松旋法是利用舒筋手法与旋转手法的作用解除肌肉的僵硬和粘连。松旋法主要用于退行性关节病和伤筋后出现的关节粘连、肌肉僵硬、功能障碍等。

其操作步骤是：先用舒筋手法松解痉挛，调整筋位，然后再进行关节的旋转运动。旋转运动的动作要协调，旋转的速度由慢至快，并按顺时针和逆时针方向交替进行。

松旋手法具有通经活络、通利关节、调整筋位及解除粘连等功效。

3）抖动法：抖动法是在有牵引力下进行抖动。抖动法又分为以下五种：

①近节牵抖动：术者牵拿之手要紧靠患部关节，在牵引力下进行抖动。此法多用于关节的急性扭挫伤。

②离节牵抖法：此法在操作时，术者把握之手要跨越患部关节，在牵引力下抖摆，多用于关节的陈旧性损伤。

③提抖法：提抖法是将患者抱住提起，双脚离地垂吊，以医生的身体上下运动而带动患者随之抖动。可连续提抖 4～6 次。

④反提抖法：让患者俯卧于硬板床上，双手抓稳床缘，放松全身肌肉，医生将双踝握稳并向上提起，有节奏地过伸位提抖。

⑤反背抖法：术者与患者背靠背站立，医生两肘套住患者肘弯部，然后将患者反背起，使其双脚离地，再做有节奏的抖动，以抖 4～6 次为宜。

抖动法具有行气通窍、通利关节、松弛肌肉、理顺筋位、解除粘连与关节交锁等功效。

4）托点法：托点法用于腰腿痛、腰背痛、颈椎病等以脊柱侧弯畸形为特征的疾病。托点法操作时患者取坐位，术者用一手肘部将患者向上提托起，利用其体重和地心引力形成外牵引力，然后用另一手拇指在病变部位点推，并逐渐旋动上部。点推与旋动要协调，宜刚柔相济。

托点法具有通络止痛、调整筋位、解除粘连、矫正畸形等功效。

5）拨络法：拨络法是在人体一定部位顺其筋位进行拨理的治法。本法通常分为四指拨络法和单指拨络法。

①四指拨络法：四指拨络法即用除拇指以外的其余四指，手形为四指的掌指关节呈半屈曲状。应该剪去指甲，防止划伤皮肤，用手指之指腹顺其筋位进行拨理。四指拨络法可用单手四指，亦可用双手四指（即八指拨络）。

②单指拨络法：单指拨络法即指术者用拇指指腹在病变部位拨理。此法指力深透有力，宜用于病位较深、面积狭小的部位或穴位。

拨络法具有解除痉挛、调整筋位、消除粘连、通经活络等功效。

6）垫顶法：垫顶法是将"万能包"垫顶于脊椎有高突畸形的部位，起到"高者平之"的作用。"万能包"是内装川乌、草乌、菟丝子、北细辛等中药末的小布袋，制成大小不同的规格备用。垫顶前应先进行体格检查，查准病变所在部位后，再确定"万能包"的安放位置。嘱患者充分放松肌肉，再用四指拨络手法以消除肌肉的痉挛。四指拨络法后，再将"万能包"和与之配套用的小垫板放置于患者高突处。小垫板用一小木板外包软布制成，可加强"万能包"的垫顶效果。以上准备就绪后，再嘱患者平卧于硬板床上。在"万能包"内药物的渗透、经络的传感和垫顶的作用下，便会逐渐将高突的畸形矫正。此法每次可垫顶 20～30 分钟，每日 2～3 次。垫顶毕后，再施以牵拉法调理筋位。垫顶法具有通督脉、开关窍、调经络、通气血和矫正高突畸形之功效。

7）推拉法：推拉法是由术者一手握住患者关节的远端，另一手握住患者关节的近端，然后持续有力地进行推拉。杨氏多用此法治疗髋关节的半脱位或筋错缝。在此法操作前，先做下肢的长短对比检查，查准患侧后，再进行髋部的松解手法。松解手法后，再进行推拉手法。

8）揉摩法：杨氏将揉摩法分为"指揉法"和"掌摩法"。此法是理筋手法的准备手法和收尾手法。

指揉法是用拇指的指腹紧贴皮肤做回旋的揉动，可做顺时针和逆时针方向揉。主要适用于较狭小的部位。

掌摩法则是用手掌紧贴皮肤做回旋的运动。较宽阔的部位可做顺时针或逆时针方向的掌摩运动。

揉摩法具有调和气血、疏通经络、松弛肌肉、消肿散结等功效。

以上我们分别介绍了杨氏的"理筋八法"，它不但具有独特性、完整性、规律性，而且具有手法易于操作、疗效确切的特点。

3. 纸质夹板外固定疗法

固定疗法是伤科疾病的一种重要治疗方法，主要用于骨折脱位经手法复位后，维持骨与关节的位置相对稳定，以及较严重的软组织挫伤的局部制动，目的是为损伤局部创造良好的修复条件；从现代观点来看，其具有消肿、止痛及减轻局部血液循环障碍，利于炎性产物的吸收和转移等作用，是处理创伤性疾患的常规疗法。杨氏经过多年临床实践的摸索和验证，从固定的稳定性和材料的塑形方便出发，提出用多层纸板和绷带配合固定的方法。

（1）纸质夹板固定：简称纸夹板固定，主要用于四肢长骨骨折或脱位复位后的固定治疗，对于较严重的软组织损伤，杨氏也用纸夹板做超关节固定制动，在临床上有肯定疗效。杨氏主张用多层自制纸板随症而塑形，视其体质强弱、骨骼粗细、肌力大小、部位形态及所需体位而制，内衬以棉垫，外用小布带拴牢，再用绷带卷绕在纸夹板外，起到固定作用。杨氏在长期临床实践中，摸索出一套适用于不同部位的塑形裁剪标准模型，经临床验证可靠、实用。

杨氏纸夹板固定疗法独特，其传统的纸质小夹板材料和特色的捆扎绳滑结固定，以及其绷带滚绕的方法，形成了能够在一定范围内自动调节夹板内压的"自动控制系统"。

杨氏在长期临床实践中，不断摸索与改进，创造出一种不同于其他流派的夹板固定的捆扎技术。纸夹板固定捆扎技术一般多用于四肢骨干闭合性骨折，其捆扎方法均为双层滑结固定。杨天鹏骨伤科纸夹板固定捆扎技术与一般小夹板固定技术的不同之处在于：手法整复骨折，对位良好后，在棉垫的保护下，加以 4 块小夹板前、后、内、外分别固定。根据小夹板的长短选择捆扎绳的数量，根据局部的约束力需求选择捆扎绳密度。具体方法为：用捆扎绳环绕小夹板 1 周，绳头相交做 2 匝交绕，抓住捆扎绳两端，用适当力量反向拉开，一般认为捆扎绳张力为 8N 左右为宜。杨天鹏骨伤科惯用 10cm 宽、40cm 长的绷带，纵向撕开，一分为二（即 5cm×40cm)，分别搓成绳状，做捆扎绳使用。经测定其抗张力极限为 9 ~ 15N 力，是理想的捆扎材料。以此方法捆扎其余需捆扎部位后，再用绷带在外以适当力度滚绕 2 ~ 3 层，覆盖整个固定区域即可，注意不宜过紧。绷带目的只是兜住夹板，防止松散，同时使夹板均匀受力、整洁美观。绷带固定的延展性和捆扎绳结预置技术，在伤后或复位后患肢逐渐肿胀过程中，由于捆扎绳结滑动，可使小夹板得到有限松解，固定内径扩大，适应压力波动，并能维持夹板内压稳定，既保证疗效，又防止发生局部及远端缺血和肿胀。所以杨天鹏骨伤科纸夹板固定压力自动控制系统目前具有先进性。

（2）单纯绷带固定：主要用于急性软组织损伤时的局部制动和加压包扎。目的是为伤处创造良好的修复环境，利于损伤的修复。根据不同体形和部位的需要，所选用绷带的型号和卷绕的方法也有差异。如：外踝三角韧带损伤，绷带的缠绕方向应是在足底从内向外，以防止踝关节的再次内翻而加重损伤。

（3）关节弹力带固定：杨氏骨科主要用于关节急慢性损伤的长期固定和保护，如护膝、护踝、护腕等，对于慢性关节部位损伤有一定疗效。

（4）牵引固定：主要用于股骨骨折、股骨颈骨折等四肢粗壮长骨骨折复位后的长期固定，通过皮牵引或骨牵引，维持复位后断端的相对位置，直至其恢复。牵引固定可克服伤处强大的肌肉收缩，使肢体保持正确体位，避免患肢的畸形愈合。

4. 中药制剂外用疗法

杨天鹏骨伤科常规应用局部外用中药制剂治疗骨伤筋伤，是很有特色的外治法。常用的外用中药制剂有搽剂、硬膏、软膏、散剂等。早年在成都市流行一句话："城门洞的膏药，不摊（不贪）。"说的就是杨天鹏先生新中国成立前在天元堂所在地东门大桥城门洞卖膏药的典故。

（1）酒剂：杨天鹏骨伤科认为酒剂内服外用能舒筋活络、化瘀除湿，故而摒弃了其他流派常用的水剂和酊剂。杨氏流派习惯使用酒剂作为理筋手法的介质及外敷药物的溶媒。如经验方"外用药酒""损伤药酒""杨氏药酒"等，常被作为按摩介质，配以杨氏"理筋八法"治疗筋伤疾病。同时在治疗骨折中后期及陈伤劳损疾病时，大量采用药酒熬制散剂外敷和封包，以增加活血通络、温经散寒的效果，这与杨氏骨科"治伤切忌寒凉，温养方能通痹"的用药原则是符合的。

（2）硬膏：杨天鹏以硬膏和药酒行医起家，硬膏在其流派中被作为传统项目得到很好的保留。其主要制剂"损伤镇痛膏"一直在临床上得到广泛的使用。由于其疗效确凿，价廉物美，经常被作为治疗疑难痛症、陈伤顽疾的镇院之宝。目前成都骨科医院生产的硬膏是在杨天鹏早年研发的大锅膏药的基础上，通过改良和封装的换代产品，疗效依然不衰。

（3）软膏：软膏是杨天鹏亲自主持研发的杨氏骨科新型外用药物制剂，主要是用软膏的形式承载了杨氏骨科秘传中西药物，以滑石粉和饴糖为赋形剂制作的盒装制剂，广泛适用于临床。

（4）散剂：散剂是杨天鹏骨伤科最常使用的外用药剂型。其中包括通筋散、生药散、接骨散等在内的近 10 种制剂，几乎每一个骨伤、筋伤患者，都要使用。根据杨天鹏骨伤科治伤理论，散剂多为大辛大热之品，而且要求趁热敷药封包，只有少数寒凉散剂用于骨科阳证。

1）散剂冷封包：杨天鹏骨伤科只有在新伤早期、阳证疮疡（未溃破）等特殊情况下才使用冷封包局部用药，一般用水或蜂蜜调消炎散外敷患处。

2）散剂热封包：热封包是杨天鹏骨伤科外治法一大特色，超过 80% 的患者接受了这项治疗。一般用药酒或开水调散剂，在铁瓢中煎熬成糊状，摊在纱布上，敷在患处，用绷带封包好。热封包一般用于骨折筋伤中后期及所有的风寒湿痹，疗效非凡。

三、骨伤科治伤理论

杨天鹏自幼习医，师从多位名师，苦研治伤之道，不断摸索，总结经验，在整体观念与辨证论治的思想指导下，形成了一套独特的治伤理论体系。他在骨伤科的诊疗过程中遵循人与自然的关系，注重局部与整体的关系，以调理气血为首要法则，强调肝肾同补、筋骨并重，其"活血重在行气""治伤重在固肾"等理念更是贯穿治伤始终，取得了良好效果，得到全国中医骨科界的广泛认可，推动了中医骨伤科事业的发展。杨天鹏骨伤科有以下治伤特点。

1. 遵循人与自然的感应，强调三因治宜

人是自然界的一个组成部分，由阴阳两大类物质构成，阴阳二气相互对立而又相互依存，并时刻都在运动与变化之中。在正常生理状态下，两者处于一种动态的平衡之中，一旦这种动态平衡受到破坏，即呈现为病理状态。

杨氏认为人与自然界是一个统一的整体，即"天人合一""天人相应"。人的生命活动规律及疾病的发生等都与自然界的各种变化（如季节气候、方域地区、昼夜晨昏等）息息相关，人们所处的自然环境不同及人对自然环境的适应程度不同，其体质特征和发病规律亦有所区别，因此，在诊断、治疗同一种疾病时，强调因时、因地、因人制宜，不应千篇一律。

（1）季节气候与人体：《素问·宝命全形论》说："人能应四时者，天地为之父母。"一年四时气候呈现出春温、夏热、秋燥、冬寒的节律性变化，因而人体也就相应地发生了适应性的变化，天气炎热，则气血运行加速，腠理开疏，汗大泄；天气寒冷，则气血运行迟缓，腠理固密，汗不出。这充分地说明了四时气候变化对人体生理功能的影响。人类适应自然环境的能力是有一定限度的。如果气候剧变，超过了人体调节功能的一定限度，或者机体的调节功能失常，不能根据自然变化做出适应性调节时，人体就会发生疾病。有些季节性的多发病或时令性的流行病有着明显的季节倾向。

杨氏认为，气候变化对人体产生一定的影响，某些慢性宿疾，如痹证，往往在气候剧变或季节更换时发作或加剧。在治疗疾病时应根据四季气候变化，制订相适宜的治疗方法。如春夏季节，气候温和，肌肤疏松，人体得病多为温热之证，故温热之品用量宜轻，寒凉之品用量可重；秋冬季节，气候寒凉，肌肤致密，人体得病多为寒凉之证，故温热之品用量可重，寒凉之品用量宜轻。此谓"因时制宜"也。

（2）地域与人体：地理环境是自然环境中的重要因素。地理环境包括地质水土、地域性气候和人文地理、风俗习惯等。生长有南北，地势有高低，体质有阴阳，奉养有膏粱藜藿之殊，更加天时有寒暖之别，受病亦有深浅之异。

杨氏认为地理环境的差异，在一定程度上影响人们的生理功能和心理活动。一般而言，东南土地卑弱，气候多湿热，人体腠理多疏松，体格多瘦削；西北地处高原，气候多燥寒，人体腠理多致密，体格多壮实。人们长期生存在特定的地

理环境之中，逐渐形成了功能方面的适应性变化。一旦易地而居，环境突然改变，个体生理功能难以迅即发生相应的适应性变化，故初期会感到不太适应，有的甚至会因此而发病。所谓"水土不服"，指的就是这种情况。

杨氏认为，地理环境，如气候、水土及生活习惯的不同，对人体的生理活动和病理变化有着不同的影响，治疗用药也有所差异，居于高寒地区，肌肤多致密，温热发散之品用量可大；地处低洼潮湿之处，祛湿药物用量宜重。

（3）辨证施治，因人而异：杨氏根据患者年龄、性别、体质、生活习惯等个体差异而制订治疗的措施。①年龄：不同年龄具有不同的生理和病理特点。小儿生机旺盛，但气血未充，脏腑娇嫩，患病易寒易热、易虚易实，病情变化较速，但接受治疗后药效反应也较快，故小儿用药剂量轻小，一般不宜用峻泻、涌吐及大温大补的药物。老人生机减退，气血亏虚，患病多虚证，或虚实夹杂，用药剂量也比青壮年较轻，补益药较多用，祛邪峻猛药须慎用。青壮年气血旺盛，发育成熟，脏腑功能趋于稳定，对各类疾病的抵抗力也强，在患病时，多表现为邪正搏斗激烈的实证、热证，治疗用药禁忌相对少，攻邪药较多使用，但得病邪清除，身体很快康复。②性别：男女性别不同，各有其生理和病理特点。妇女有经、带、胎、产等情况，治疗时必须加以考虑。如月经期和妊娠期，对峻下逐水、祛瘀破血、滑利走窜和有毒性的药物，当慎用或禁用。③体质：一般人身体的素质多有强弱与寒热之偏，对偏于阳盛或阴虚之体，慎用辛温燥热之剂；偏于阳虚或阴盛之体，慎用寒凉伤阳之药。一般体质强壮的人，用药剂量可相对重；体质瘦弱者，用药剂量也相对较轻。

2. 注重局部与整体的关系

人体是一个有机的整体，局部肢体的损伤可引起脏腑功能紊乱，气血运行失常。人体的脏腑、气血、筋骨、经络紧密相连，息息相通，生理上相互为用。人体正常的生理活动一方面依靠各脏腑组织发挥自己的功能作用，另一方面则又要靠脏腑组织之间相辅相成的协同作用和相反相成的制约作用，才能维持其生理上的平衡。人体遭受外力引起的局部损伤，可导致脏腑、经络、气血的功能紊乱，从而引起一系列临床症状。

杨氏认为，一脉不和，周身不安。在认识和分析疾病的病理状况时，首先从整体出发，将重点放在局部病变引起的整体病理变化上，并把局部病理变化与整体病理反应统一起来。一般来说，人体某一局部的病理变化，往往与全身的脏腑、气血、阴阳的盛衰有关。脏腑、组织和器官在生理、病理上的相互联系和相互影响，决定了在诊治疾病时可以通过面色、形体、舌象、脉象等外在的变化，来了解和判断人体内在的病变，以做出正确的诊断，从而进行适当的治疗。

3. 活血尤重行气，调补脾胃

《正体类要》说："肢体损于外，则气血伤于内，营卫有所不贯，脏腑由之不和。"明确指出了气血辨证在伤科的重要地位及核心所在。气血是维持人体活动的物质基础。气为血之帅，气能生血、行血、摄血；血为气之母，血能生气、载气，二者相互依存，不可须臾相离。骨骼是人体的重要组成部分，当然也离不开气血的充养。《灵枢·本藏》说："经脉者，所以行气血而营阴阳，濡筋骨，利关节者也。"说明了气血是充养骨骼的重要物质。经脉畅通，气血调和，骨骼就能得到充养而使筋骨劲强。

杨氏认为骨折以后，必须使经脉畅通、气血调和，才能愈合。倘使气滞血瘀，经脉闭塞，则气血不和，断端得不到滋养，就难以愈合。陈士铎《百病辨证录》说："血不活者瘀不去，瘀不去则骨不能接也。"强调了伤科活血化瘀的治疗原则。杨氏认为，骨折初期，筋脉受损，血溢脉外，瘀血阻滞，气机不畅，此阶段宜用行气活血之法以清除瘀血，尤以行气为重，因为气能速生而血却不能，气能生血，气能推动血的运行，不致瘀阻，为骨折愈合创造条件；骨折中期，瘀血尚未尽去，骨折处于生长阶段，气血不和，经脉不通，治宜调和气血，接骨续筋；骨折后期，久病体虚，气血化生乏源，筋脉失养，肌肉瘦削，关节不利，治宜益气养血为主。脾主运化，为后天之本，脾具有把饮食水谷转化为水谷精微，并把水谷精微吸收、运输到全身各脏腑的生理功能。

杨氏认为只有脾主运化的功能正常，才能将水谷化生精、气、血、津、液，脏腑、经络、四肢百骸、筋肉皮毛等组织才能得到充分的营养，为骨折愈合提供充分的原料。若脾的运化功能减退，必然会影响食物的消化和水谷精微的吸收而出现精、气、血化生不足的病变，导致骨折延迟不愈；脾胃健运则气血化生有源，脏腑得到滋养，肝肾得以发挥正常功能，筋骨得养，促进骨折愈合。

4. 治伤重调肝肾，以肾为本

陈士铎言："骨伤必内动于肾，筋伤必内动于肝，肾不生髓则不能养骨，血不濡筋，则筋松而不能束骨。"肝主筋，又藏血养筋，外伤损及肝肾，以致肾不能藏精以生髓，肝不能藏血以养筋，故影响骨折愈合。肝藏血，肾藏精，肝血和肾精，同源于水谷精微，依靠水谷精微的不断充养才能充盛而不衰。肝主疏泄，肾主封藏，两者相反相成，故肝肾之间的关系主要表现在肝肾同源，以及疏泄与封藏关系方面。所谓肝肾同源，主要是指精血同源、精血互生的关系。肝藏血，肾藏精，精能生血，血能化精。肝血有赖于肾精的资助，肾精足则肝血旺；肾精亦赖肝血的滋养，肝血旺则肾精充。在五行中，肝属木，肾属水，肾水可以养肝木。《黄帝内经》讲"肝者，其充在筋""肝主身之筋膜"，阐明了肝与筋的关系；又提到"肝藏血"，肝血充盈就能"淫气于筋"，使筋有充分的濡养，筋强才能"束骨而利机关"。肾主骨，"肾者，其充在骨"，"肾主身之骨髓"，"在体为骨"，又认为"肾藏精"，所谓肾藏精，精生髓，髓养骨，也就是讲骨的生长、发育乃至损伤以后的修复，要依靠肾脏精气的滋养。因此，骨折的愈合与肝肾有着密切的联系。肾阴和肾阳是五脏阴阳的根本，所以肾阴和肾阳的盛衰会导致五脏阴阳的盛衰与平衡，而任何脏腑阴阳的虚衰，日久都会引起肾阴或肾阳的不足。骨的生长发育，有赖于骨髓的充盈及其所提供的营养。只有肾精充足，骨髓生化有源，骨骼得到髓的滋养，才能坚固有力；若肾精不足，骨髓生化无源，不能营养骨骼，便会出现骨软、骨质脆弱及易骨折，造成骨折后延迟愈合甚至不愈合。

杨氏认为，凡外伤疾病，从表象上看是受外来暴力所造成，而实际上，不健康的身体虽受轻微外力，亦能引起伤筋伤骨，年老体弱者，肝肾精血较衰，稍受外伤，即易发生骨折，而且骨折后愈合较差，这就是肝肾不足的结果。肝血肾精旺盛，筋骨亦劲强有力；肝血肾精衰退时，骨也随之衰退。因此，其主张在损伤中后期，甚至少数老弱体衰患者在早期就开始使用补肝肾之药。

5. 筋骨并重，动静结合

中医学认为，筋束骨而利机关，主全身之运动。"机关"可以理解为关节，也就是说与关节活动有关的就是筋，包括现在讲的关节囊、韧带、肌腱等。《黄帝内经》里说："诸筋者，皆属于节。"所以筋的主要功能是连接关节，人体的俯、仰、屈、伸等一切动作需筋来支持。筋与骨相互依存、相互为用，筋有了骨的支撑才能固定与收缩，而骨正是有了筋的附着才能发挥支撑形体、保护内脏的作用。筋束骨、骨张筋，筋与骨的关系殊为密切。

杨氏认为，在治伤时要筋骨并重，特别是骨折、脱位的治疗，要很好地复位，而治骨的同时也要治筋，在手法治疗骨折时不仅要使断骨复位，同时所伤之筋也要复旧。早期的被动和主动功能锻炼，也是治骨同时治筋，有利于疾病的痊愈、功能的恢复。筋强则骨健，骨健则筋强，筋与骨相互依存而保持着有机平衡。杨氏在治疗骨伤的过程中，强调早期的功能锻炼，防止肌肉萎缩，促进血液循环。反过来，气机舒畅，气血运行有度，筋骨方能得以濡养。

《吕氏春秋》云："流水不腐，户枢不蠹，动也。形气亦然。形不动则精不流，精不流则气郁。"这种运动观是形成"动静结合"理念的思想基础。"动静结合"的含义：动是指伤肢的功能锻炼，静是指伤肢的固定。动静结合原则体现了中医骨伤科关于固定、练功对立统一的辩证关系。早在唐代，《仙授理伤续断秘方》中就强调固定后要"时时转动"，"或屈或伸，时时为之方可"。至清代，《伤科汇纂》指出："诸骨各有本向，或纵入如钉，或斜迎如锯，或合笋如楼，或环扼如攒，种种不一，总期体之固、动之顺而已。"《救伤秘旨》也指出："骨折，极难调理，夹后不可时常兜挂于项下，要时常屈伸。"动与静是对立统一的。静中有动，动中有静，动静结合，"动"是绝对的，活动能流通气血，濡养关节，避免关节粘连，有利于关节功能康复；"静"是相对的，有利于骨折在静止状态下得到恢复。动与静的对立统一在医学领域表现为没有相对的静止，组织就无法修复；没有恰当的功能锻炼，骨折就无法恢复原有的活动功能。中医学认为"动"属阳，"静"属阴，只有动静之间达到动态平衡，即阴平阳秘，才能达到"其病乃治"的目的。

杨氏认为，动静结合需正确处理好两者之间的关系，即功能锻炼不影响固定，固定不妨碍功能锻炼，凡事都有个"度"，过分强调"动"或者不合事宜的"动"只会干扰骨折对位，或者引起骨折再错位。过分强调"静"，尤其是过分的"静"，长久的"静"，虽然不干扰筋骨愈合，但可以造成肌肉萎缩、肌腱挛缩、韧带和关节囊等软组织粘连，最终导致筋骨痿软，关节活动度丢失。"动与静"在不同性质的骨折和不同阶段的骨折，应达到动态平衡，静中有动，动中有静。骨折早期骨折复位后，需要有效固定，维持骨折对位。此阶段应以静为主，以调养气血，促进骨折恢复，动的幅度宜小，切忌粗暴的被动活动，以免影响骨折的稳定；中后期骨折达到初始稳定，此期应以动为主，活动范围逐步增大，以防止肌肉萎缩，关节粘连。

四、常用方剂

（一）早期用方

1. 外用药酒（经验方）

【组成】生川乌　生草乌　樟脑　生马钱子　白芷　白酒　酒精

【功效】活血化瘀、止痛。

【主治】各种软组织损伤，改善局部微循环。

【用法量法】将生川乌、生草乌、生马钱子、白芷加水煎熬两次，两次提取液合并，浓缩成稠膏状，加酒精提取 3 次，将 3 次提取液合并，静置 48 小时，除去沉淀，取上清液加白酒稀释成总量，静置，取上清液分装即得。

【方解】方中生草乌、生川乌为辛热行散之品，善治拘急疼痛，外用可改善局部微循环，且有局部麻醉止痛作用；生马钱子功能消肿定痛，通络散结；樟脑涂于皮肤有温和的刺激，有轻度的局部麻醉作用；白芷辛温燥散，功能通窍止痛、散风解表；白酒、酒精芳香行散，而且作为溶媒有利于以上诸药有效成分溶出。诸药合用，共奏活血化瘀、消肿止痛之效。

【禁忌】皮肤破损或过敏禁用。本方生草乌、生川乌、生马钱子均为大毒之品，切忌内服，孕妇、儿童忌用，忌大面积涂搽。

【注意事项】应加强管理，置于小儿接触不到的地方。

2. 一号熏洗药（经验方）

【组成】当归　川芎　红花　白芷　防风　细辛　透骨草　威灵仙　木香甘松　海桐皮　紫荆皮　苏木　苏叶　血通

【功效】活血化瘀，消肿止痛。

【主治】损伤及骨折前期各种肿痛。

【注意事项】将一号熏洗药炮制合格，混匀分装即得，使用时煎水熏洗患处。

【方解】方中当归辛温，善活血止痛；苏叶、防风、细辛、白芷辛温发散，功善发表散寒止痛；威灵仙、海桐皮辛温走窜，善于祛风通络止痛；川芎为血中之气药，有活血行气、止痛之效；木香、甘松功能行气止痛；红花、苏木功善活血祛瘀止痛；血通祛风活血；透骨草祛风除湿，解毒止痛；紫荆皮清热解毒，利湿祛风，散瘀止血；苏叶行气和胃，顾护胃气。以上诸药共奏活血、祛瘀、散寒、消肿、止痛之效。本方重在活血消肿，瘀去肿消方能定痛。

【禁忌】用于外搽，禁忌内服。皮肤破损或过敏禁用。孕妇及月经期妇女忌用，有出血倾向者勿用。

【临床应用】本品破血逐瘀，内含细辛有毒，应加强管理，置于小儿接触不到的地方。

3. 损伤活血丸（经验方）

【组成】乳香　没药　血竭　浙贝母　羌活　南木香　厚朴　制川乌　制草乌　白芷　猴骨　紫荆皮　香附　小茴香　炮山甲　自然铜　独活　续断　豹骨（狗骨代）　川芎　木瓜　肉桂　当归

【功效】活血散瘀，行气镇痛，止血舒筋。

【主治】创伤出血，伤后肿胀，瘀血疼痛。

【用法用量】每次服 5g，1 日 2 次，温开水或白酒冲服。

【方解】当归辛温，善活血止痛；炮山甲咸寒，走窜行散，善活血散结、通经消肿；羌活、独活散寒、祛风、止痛；白芷散风除湿，通窍止痛；紫荆皮清热解毒，利湿祛风，散瘀止血；乳香、没药活血、止痛、消肿；川芎为血中之气药，有活血行气、止痛之效；血竭活血散瘀止痛；浙贝母开郁散结；木香、香附理气止痛；制草乌、制川乌祛风、散寒、止痛；厚朴行气消积；小茴香理气、散寒、止痛；自然铜散瘀止痛，接骨疗伤；续断补肝肾、续筋骨；木瓜舒筋活络；肉桂散寒止痛、温通经脉；猴骨、豹骨（狗骨代）乃血肉有情之品，以形补形，续筋接骨。诸药共研极细末，水泛为丸，用于筋伤骨折，瘀血肿痛。

【禁忌】服药期间，忌服半夏、瓜蒌、白蔹、白及。本品破血逐瘀，孕妇及月经期妇女忌用，有出血倾向者勿用。

【注意事项】本方中草乌、川乌有大毒，须严格炮制。

4. 通气散（经验方）

【组成】柴胡　枳壳　香附　青皮　陈皮　当归　桂枝　川芎　白芍　红花　三七　苏木　泽兰　血竭　伸筋草　舒筋草　生甘草

【功效】行气活血，通络止痛。

【主治】治疗跌仆伤损所致的血脉壅滞，青紫肿痛等。

【方解】枳壳、青皮、陈皮、香附理气止痛；柴胡解郁疏肝；当归、川芎活血行气止痛；红花、苏木活血祛瘀止痛；白芍、甘草合用柔肝止痛；伸筋草、舒筋草、桂枝通经络、止痹痛；三七、血竭活血散瘀止痛，为伤科要药。

【禁忌】本品破血逐瘀，孕妇及月经期妇女忌用，有出血倾向者勿用。

5.接骨散（经验方）

【组成】黄柏　大黄　麻黄　细辛　生半夏　雪胆　白及　白蔹　白芷　生川乌　生草乌　首乌　甘草　刘寄奴　肉桂　薄荷　苍术　生南星

【功效】活血散瘀，消肿定痛。

【主治】跌打损伤，瘀滞作痛，骨折，脱位，软组织损伤等。

【用法用量】研细为末，用时以上药末生 2/3 加炒 1/3 调匀，用老葱捣烂舂茸，加童便、醪糟共加热，调敷于患部。

【方解】生半夏、生草乌、首乌、草乌、生南星祛风散寒，促进局部血液循环，局部麻醉镇痛；细辛、肉桂、苍术、刘寄奴、麻黄、白芷性温，温经散寒，祛风止痛；雪胆、白蔹清热解毒，健胃止痛；黄柏、大黄功能燥湿，并解生半夏、生草乌、生川乌、生南星火热毒性；白及收敛止血，消肿生肌；薄荷通窍宣痹止痛，生甘草中和药性，缓急止痛。方中诸药合用共奏活血散瘀、消肿止痛之效。

【禁忌】本品外用，禁止内服。皮肤破损或过敏禁用。

【注意事项】方中生半夏、生草乌、生川乌、生南星为大毒之品，注意用量。应加强管理，置于小儿接触不到的地方。

6.消炎散（经验方）

【组成】天花粉　黄柏　大黄　姜黄　白芷　厚朴　陈皮　生南星　苍术　生甘草　独活　荆芥　薄荷　青黛　山慈菇等

【功效】清热解毒，散瘀消肿。

【主治】感染阳证，跌打肿痛，局部发热。

【用法用量】研细为末敷患处，同时遵医嘱。

【方解】生南星祛风止痛；独活、苍术祛风湿，止痹痛；白芷、天花粉消肿止痛；黄柏、大黄燥湿活血；姜黄活血止痛；陈皮、厚朴理气止痛；荆芥、青黛止血；薄荷通窍宣痹止痛；山慈菇功能消肿散结；甘草解毒，调和药性。

【禁忌】本品外用切勿大面积涂敷，禁止内服。皮肤破损或过敏禁用，孕妇及哺乳期妇女慎用。

【注意事项】①方中南星为大毒之品，注意用量；加强管理，应置于小儿接触不到的地方。②本方药性寒凉，用时应注意辨证。③孕妇及哺乳期妇女慎用。

7. 消炎膏（经验方）

【组成】姜黄　羌活　干姜　栀子　乳香　没药等

【功效】祛瘀，消肿，止痛。

【主治】治损伤初期，瘀肿疼痛者。

【用法用量】共研细末，用凡士林调成软膏外敷患部。

【方解】乳香、没药、姜黄活血化瘀止痛；羌活祛风湿、止痹痛；干姜辛温散寒，促进局部血液循环；栀子利湿消肿止痛。方中诸药合用，共达祛瘀、消肿、止痛之效。

【注意事项】本品内含活血祛瘀药物，孕妇及月经期妇女慎用，有出血倾向者勿用。

8. 七厘散（《良方集腋》）

【组成】血竭　麝香　红花　乳香　冰片　没药　朱砂　儿茶

【功效】活血散瘀，定痛止血。

【主治】跌打损伤，瘀滞作痛，筋伤骨折，创伤出血。

【用法用量】共研极细末，每服 0.2g，1 日服 2 ~ 4 次，米酒调服，或酒调敷患处。

【方解】方中麝香、冰片功能开窍，外用促进局部血液循环，解除经脉瘀阻及局部肿胀；血竭、红花、乳香、没药活血化瘀，消肿止痛；朱砂、儿茶外用消肿胀。

【禁忌】本品内含活血祛瘀药物，孕妇及月经期妇女禁用，有出血倾向者勿用。

9. 三七伤药片（验方）

【组成】参三七　草乌（蒸）　雪上一枝蒿　冰片　骨碎补　红花　接骨木　赤芍

【功效】活血祛瘀，定痛止血。

【主治】各种急性扭伤、挫伤、关节痛、神经痛及软组织跌打损伤。

【用法用量】1次3～6片，1日3次。

【方解】方中红花、赤芍活血化瘀；草乌、雪上一枝蒿祛风湿，止痹痛；骨碎补、接骨木续筋接骨；冰片走窜通窍；三七化瘀止血，活血定痛。

【禁忌】本品药性强烈，应按规定量服用；孕妇忌用；心血管疾病患者慎用。

【注意事项】用于跌打损伤，风湿瘀阻，关节痹痛；急、慢性扭挫伤，神经痛见上述证候者。

10. 桃红四物汤（《医宗金鉴》）

【组成】当归　川芎　白芍　熟地　桃仁　红花

【功效】活血祛瘀。

【主治】用于损伤血瘀。

【用法用量】水煎服。

【方解】桃红四物汤以祛瘀为核心，辅以养血、行气。方中以强劲的破血之品桃仁、红花为主，力主活血化瘀；以甘温之熟地、当归滋阴补肝、养血调经；芍药养血和营，以增补血之力；川芎活血行气、调畅气血，以助活血之功。全方配伍得当，使瘀血祛、新血生、气机畅，化瘀生新是该方的显著特点。

【禁忌】孕妇忌用；心血管疾病患者慎用。

【注意事项】由于桃红四物汤中含有桃仁成分，容易导致月经提前，所以服用的时候应该适量，并且各原料在服用前一定要经过炒、煮等炮制。

11. 大成汤（《仙授理伤续断秘方》）

【组成】大黄　芒硝　当归　木通　枳壳　厚朴　苍术　川红花　陈皮　甘草

【功效】攻下逐瘀。

【主治】跌仆损伤后，瘀血内蓄，昏睡、二便秘结者，或腰椎损伤后伴发肠麻痹腹胀。

【用法用量】水煎服，药后得下即停。

【方解】方中红花、大黄、当归活血化瘀；大黄、芒硝通下泄积；木通、厚朴、陈皮、枳壳、苍术理气消积；陈皮、苍术健脾燥湿，顾护脾胃；甘草调和药性。诸药合用共奏攻下逐瘀之效。

【禁忌】脾虚泄泻、体虚不耐攻伐患者忌用。

【注意事项】得下即止，切忌攻伐太过，免伤正气。

12. 少腹逐瘀汤（《医林改错》）

【组成】小茴香　干姜　延胡索　没药　当归　川芎　肉桂　赤芍　蒲黄　五灵脂

【功效】活血祛瘀、温经止痛。

【主治】腹部挫伤，气滞血瘀，少腹肿痛。

【用法用量】水煎服，1 日 1 剂，分 3 次服。

【方解】方用小茴香、肉桂、干姜味辛而性温热，入肝、肾而归脾，理气活血，温通血脉；当归、赤芍入肝，行瘀活血；蒲黄、五灵脂、川芎、延胡索、没药入肝，活血理气，使气行则血活，气畅血活故能止痛。诸药共成温逐少腹瘀血之剂。

【禁忌】孕妇忌用；有心血管疾病及凝血功能障碍的患者慎用。

【临床应用】本方用于瘀血结于下焦少腹。下焦包括肝、肾在内，若肝、肾等脏功能失调，寒凝气滞，疏泄不畅，血瘀不适，结于少腹，可见少腹积块作痛，或月经不调等病症。治宜逐瘀活血、温阳理气为法。

13. 复元活血汤（《医学发明》）

【组成】柴胡　天花粉　归尾　红花　穿山甲　大黄　桃仁

【功效】活血散瘀，消肿止痛。

【主治】损伤瘀血停滞，肿痛难忍。

【用法用量】1 日 1 剂，水煎，分 3 次服。

【方解】因跌打损伤，致瘀血停滞，使得气机受阻，肝气不疏，胸胁疼痛。本方中柴胡疏理肝气；当归、红花、桃仁、穿山甲祛瘀止痛，消肿散结；大黄、天花粉清热散瘀；生甘草调和诸药。

【禁忌】孕妇忌服，凝血功能障碍患者慎用。

【临床应用】现代常加减运用于治疗跌打损伤所致之瘀血疼痛证。

【加减法】若疼痛较甚者，可加入乳香 9g、没药 10g、延胡索 10g、三七粉 6g；若气滞甚者，可加入香附 12g、青皮 8g、郁金 9g、川芎 9g；上肢受伤，可加入姜黄 12g、桂枝 10g；下肢受伤，可加入牛膝 12g、木瓜 10g。

14. 导赤散（《小儿药证直诀》）

【组成】木通　生地　生甘草　竹叶

【功效】清热利水。

【主治】肾挫伤尿血，急性尿路感染等。

【用法用量】水煎服，1日1剂，分3次内服。

【方解】方中生地黄清热凉血，兼能养阴；木通、竹叶清心降火，利水通淋；生甘草和胃清热，缓急止痛。诸药相合，既能清热凉血，而又利水通淋。由于利水与益阴并重，所以利水而不伤阴。

【注意事项】本方药性寒凉，故用时应中病即止；脾肾阳虚便溏者忌服。

15. 血府逐瘀汤（《医林改错》）

【组成】当归　生地黄　桃仁　红花　枳壳　赤芍　柴胡　生甘草　桔梗　川芎　牛膝

【功效】活血逐瘀，通络止痛。

【主治】瘀血内阻，血行不畅。

【用法用量】水煎服，1日1剂，分3次内服。

【方解】本方主治诸症皆为瘀血内阻胸部，气机郁滞所致，即王清任所称"胸中血府血瘀"之证。治宜活血化瘀，兼以行气止痛。方中桃仁破血行滞而润燥，红花活血祛瘀以止痛，共为君药。赤芍、川芎助君药活血祛瘀；牛膝活血通经，祛瘀止痛，引血下行，共为臣药。佐以生地、当归养血益阴，兼能活血；桔梗、枳壳，一升一降，宽胸行气；柴胡疏肝解郁，升达清阳，与桔梗、枳壳同用，尤善理气行滞，使气行则血行。桔梗并能载药上行，甘草调和诸药，同为使药。全方配伍特点有三：一为活血与行气相伍，既行血分瘀滞，又解气分郁结；二是祛瘀与养血同施，则活血而无耗血之虑，行气又无伤阴之弊；三为升降兼顾，能升达清阳，又可降泄下行，使气血和调。合而用之，共奏活血化瘀、行气止痛之功。

【临床应用】精神神经系统病症，如头痛、偏头痛、三叉神经痛、神经衰弱综合征、脑外伤后遗症、脑水肿、脑血管病、癫痫、脑囊虫、脑积水、脑动脉硬化、眩晕、麻痹震颤、精神分裂症等。

【禁忌】本品内含活血祛瘀药物，孕妇及月经期妇女禁用，有出血倾向者勿用。

16. 葛根汤（《伤寒论》）

【组成】葛根　麻黄　桂枝　白芍　大枣　甘草　生姜

【功效】解肌散寒。

【主治】颈部扭挫伤兼有风寒湿侵袭者。

【用法用量】水煎服。

【方解】元·王好古《汤液本草》曰："轻可去实，葛根、麻黄之属是也。"此为中风表实，故加二物于桂枝汤中。

【临床应用】临床主要用于项背强痛诸症。

（二）中期用方

1. 二号熏洗药（经验方）

【组成】羌活　独活　桂枝　川牛膝　川木香　菖蒲　五加皮　木瓜　续断防己　茯苓皮　陈皮　伸筋草　当归　川芎　生川乌　生草乌　艾叶　舒筋草

【功效】舒筋活络，祛风散寒。

【主治】软组织损伤，风湿及类风湿肿痛。

【用法用量】同一号熏洗药。

【方解】生川乌、生草乌为辛热之品，善祛风散寒，治拘急疼痛，外用改善局部微循环，还有局部麻醉止痛作用；艾叶、羌活、独活、防己祛风湿，逐痹痛；桂枝、伸筋草、舒筋草、木瓜疏通筋脉，解痉止痛；五加皮、牛膝、续断调补肝肾；茯苓皮利水消肿；当归、川芎活血理气；川木香、陈皮行气止痛。方中诸药合用共达祛风散寒、舒筋活络、消肿止痛效果。

【禁忌】用于外搽，但忌大面积涂搽。禁忌内服。皮肤破损或过敏禁用。孕妇、儿童忌用。

【注意事项】本方生草乌、生川乌为大毒之品，应加强管理，应置于小儿接触不到的地方。

2. 伏水丸（经验方）

【组成】马钱子（童便制）

【功效】通络，消肿，止痛。

【主治】用于肢体瘫痪，小儿麻痹后遗症，类风湿关节炎，跌打损伤，痈疽。

【用法用量】将马钱子碎后加淀粉打成清糊，制成小丸（每丸重 200mg），低温干燥。内服 1 日 2 次，1 次 1 丸，不宜久服。

【方解】马钱子善于通络止痛，用治风湿顽痹或拘挛麻木；消肿散结，用治外伤瘀肿疼痛及痈疽肿痛。

【注意事项】马钱子有大毒，注意炮制及控制用量，避免中毒，加强管理，应置于小儿接触不到的地方，不宜久服。

3. 伏水散（经验方）

【组成】马钱子（生）

【功效】通络，消肿，止痛。

【主治】跌打损伤，痈疽，类风湿关节炎，小儿麻痹后遗症，肢体瘫痪。

【用法用量】研为细末，水酒各半调匀，外敷于患部。

【方解】马钱子善于通络止痛，用治风湿顽痹或拘挛麻木；消肿散结，用治外伤瘀肿疼痛及痈疽肿痛。

【禁忌】本品有大毒，用于外敷，切忌内服。控制用量，勿大面积涂擦，避免中毒。

【注意事项】马钱子性味苦寒，用时注意辨证，寒证、伤家、痹证合理使用。加强管理，应置于小儿接触不到的地方。

4. 通痹散（经验方）

【组成】茯苓　陈皮　白术　地龙　松节　桂枝　藁本　北细辛　制川乌　制草乌　乌梢蛇　当归　五加皮　白芍

【功效】养血通经，祛风止痛。

【主治】治损伤后风寒湿邪客注而致的痹痛，亦可用于风湿性关节炎等。

【用法用量】水煎服。

【方解】茯苓、白术健脾消肿；松节、桂枝、乌梢蛇通经；细辛、制川乌、制草乌、藁本祛风散寒，除湿止痛；地龙活血通络消肿；当归、白芍活血养血；五加皮补中益气、祛风除湿逐痹、壮筋骨；陈皮理气健脾、通痹止痛，以上诸药合用，共奏养血通经、祛风止痛之效。

【禁忌】孕妇及经期妇女忌服，凝血功能障碍患者勿服。阴虚火旺患者勿用。

【注意事项】制草乌、制川乌先煎 30 分钟以去其毒性。

5. 接骨丸（经验方）

【组成】丁香　木香　血竭　儿茶　熟大黄　红花　当归　莲子　茯苓　白芍　牡丹皮　甘草　自然铜　土鳖虫等

【功效】接骨续筋。

【主治】筋骨损伤后，肿痛减轻，筋骨已为手法理顺或接正者。

【用法用量】上药研末，水泛为丸，1次服2~5g，1日2~3次。

【方解】丁香暖胃、温肾；木香行气，止痛，健脾；血竭活血散瘀，定痛止血；熟大黄、红花活血散瘀；当归、白芍活血养血；儿茶清热生津、生肌止血；牡丹皮清热凉血，活血散瘀；土鳖虫破血逐瘀、续筋接骨；自然铜散瘀止痛；甘草益气补中、缓急止痛；莲子补脾止泻、益肾固精。骨折筋伤血瘀气滞，以上诸药合用活血化瘀行气，兼补益脾肾，瘀去则新自生。

【禁忌】孕妇及经期妇女忌服，凝血功能障碍患者勿服。

6. 通筋散（经验方）

【组成】乳香　没药　生血竭　浙贝母　羌活　南木香　厚朴　生川乌　生草乌　生白芷　丁香　生紫荆皮　生香附　炮山甲　炒小茴香　自然铜　独活　续断　豹骨（狗骨代）　川芎　木瓜　肉桂　当归

【功效】活血散瘀，理气镇痛，止血舒筋。

【主治】久伤不愈，经血不和，创伤出血，伤后肿痛，瘀血疼痛。

【用法用量】以上药共研末即成，用水酒各半加热调成糊状外敷患处。

【方解】方中乳香、没药、血竭活血逐瘀止痛；木香、厚朴、香附行气止痛；生川乌、生草乌、独活祛风除湿逐痹；紫荆皮活血通经，消肿解毒；小茴香活血，利气，止痛；豹骨（狗骨代）追风定痛，强壮筋骨；炮山甲能活血散结、通经；浙贝母清热散结；当归活血；木瓜解痉止痛；肉桂温阳散寒；白芷消肿，止痛；续断补肝肾、强筋骨、调血脉、续折伤；川芎为血中气药，功能活血行气；血竭、自然铜活血化瘀止痛，为伤科要药；丁香辛温散寒，逐痹止痛。以上药物合用共达活血散瘀、理气镇痛、止血舒筋之效。

【禁忌】孕妇及经期妇女忌服，凝血功能障碍患者勿服。热症及阴虚者勿用。

7. 损伤镇痛酒（经验方）

【组成】熟地　猴骨　甲珠　制草乌　香附　制川乌　续断　制乳香　制没

药　独活　当归　川芎　白芷　木香　羌活　山药　白术　党参　川牛膝　淫羊藿　姜黄　骨碎补　木瓜　茯苓　红花　血竭　乌梢蛇　延胡索　丹参

【功效】理气活血，舒筋通络，散寒止痛。

【主治】胸胁腰部损伤，瘀凝气滞疼痛，坐骨神经痛，四肢关节功能障碍等。

【用法用量】用上方置于坛内，加入白酒浸泡，每日搅拌1次，浸泡2周，取上清液，静置后过滤即得，外搽、内服均可。

【方解】方中制二乌辛温，祛风散寒逐痹；姜黄、香附、木香、延胡索理气止痛；制乳、没活血通瘀止痛；川芎、羌活、独活祛风燥湿逐痹；党参、山药健脾益气；熟地滋肾阴；淫羊藿益肾阳；白术、茯苓健脾利湿；续断、骨碎补强肾壮骨；丹参、红花、当归活血化瘀止痛；白芷疏风消肿止痛；木瓜解痉止痛；血竭有治疗跌打损伤、内伤瘀痛、外伤出血不止的作用；乌梢蛇走窜，有搜风通络之效；猴骨除风祛湿，镇惊，主治风寒湿痹，四肢麻木；牛膝祛风活血、强腰膝止痹痛。加酒浸泡，酒芳香行散，共达理气活血、舒筋通络、散寒止痛之效。

【贮藏】密闭避光保存。

【禁忌】孕妇及经期妇女忌服，凝血功能障碍患者勿服。热证及阴虚者勿用。小儿勿内服。

【注意事项】严格掌握适应证，控制剂量，切勿超剂量服用。

8. 损伤镇痛膏（经验方）

【组成】五加皮　续断　狗脊　石斛　赤芍　白及　川芎　羌活　桂枝　生川乌　杜仲　生地　穿山甲　独活　白蔹　麻黄　透骨草　当归　生草乌　红花　生大黄　防风　生甘草　肉桂　乳香　没药　丁香　木香　血竭　淫羊藿

【功效】祛风散寒，活血止痛。

【主治】风寒湿痹引起的筋骨疼痛，半身不遂，四肢麻木和跌打损伤，闪腰岔气等。

【用法用量】上药除肉桂、乳香、没药、丁香、木香、血竭6味研末备用外，余24味共研细末，加桐油熬膏使用，以微火烘化后贴于患部。

【方解】方中生二乌大辛大热祛风散寒逐痹；五加皮、续断、杜仲、狗脊强腰膝壮筋骨兼祛风湿；没药、红花、赤芍、当归、大黄活血化瘀止痛；防风、川芎、羌活、独活祛风除湿、逐痹止痛；白蔹、透骨草解毒、消痈散结；麻黄散寒消肿；肉桂、淫羊藿益肾阳；生地滋肾阴；山甲活血破瘀止痛；丁香、木香行气导滞；生甘草补中益气、缓急止痛。诸药合用，祛风散寒，活血止痛，兼调补肝、脾、肾。

【禁忌】孕妇忌贴，勿接触口、鼻、眼黏膜。

9. 通关利湿散（经验方）

【组成】茯苓　木瓜　汉防己　松节　羌活　独活　五加皮　干姜　炒白术　炒苍术　桂枝　升麻　丹参等

【功效】健脾除湿，通利关节。

【主治】用于骨折、脱位、伤筋后期肿胀，血循环障碍等症。

【用法用量】水煎服，1日1剂，1日3次。

【方解】方中羌活、独活祛风燥湿逐痹；白术、苍术燥湿健脾；桂枝、木瓜通筋止痛；松节祛风燥湿、止痛；茯苓健脾利湿；防己利水消肿、祛风止痛；五加皮祛风除湿、强筋健骨；升麻发散，健脾疏风；丹参活血祛瘀止痛；干姜辛温散寒逐痹。本方用于风寒湿邪痹阻经络，脾为湿困，关节屈伸不利等症。

【禁忌】热性病症及阴虚患者忌服。

10. 桂枝汤（《伤寒论》）

【组成】桂枝　芍药　甘草　生姜　大枣

【功效】祛风胜湿，和营止痛。

【主治】用于落枕，上肢损伤，风寒湿侵袭经络作痛等。

【制法】水煎服，1日1剂，1日3次。

【方解】桂枝性味辛温，有温通卫阳、解肌祛风的作用；芍药性苦酸，微寒，能益阴和营；生姜性辛温，和桂枝共同辛甘化阳；枣味甘，益脾和胃，助芍药益阴以和营；甘草味甘性温，补益中气，调和其他药材的效用（与桂枝、生姜化阳，与芍药、大枣化阴）。诸药搭配具有解肌祛风，调和营卫、气血、脾胃和阴阳的能力。

【临床应用】本方为治疗外感风寒表虚证的基础方，又是调和营卫、调和阴阳治法的代表方。临床应用以恶风、发热、汗出、脉浮缓为辨证要点。

11. 逍遥散（《太平惠民和剂局方》）

【组成】柴胡　当归　白芍　白术　茯苓　甘草

【功效】疏肝解郁，健脾益血。

【主治】用于伤后肝气郁结，肝气犯胃，胸胁胀痛，头痛目眩，口燥咽干，神疲食少，或寒热往来。

【用法用量】共研细末，1 次服 6 ~ 9g。以生姜、薄荷少许煎汤冲服，1 日 3 次，亦可水煎服，用量按原方比例酌减。

【方解】方中柴胡透表泄热，疏肝解郁；当归补血活血；白术、茯苓健脾；白芍养血柔肝，缓中止痛；甘草益气补中，缓急止痛。方中诸药合用，共奏疏肝解郁，健脾益血之功。

【临床应用】本方重在调畅气机，主要病机在于肝气不疏。

12. 黄连解毒汤（《外台秘要》引崔氏方）

【组成】黄连　黄柏　黄芩　栀子

【功效】泻火解毒。

【主治】创伤感染，附骨痈疽等。

【用法用量】按病情拟定药量，水煎，1 日分 2 ~ 3 次服。

【方解】方中黄连、黄柏、黄芩清热燥湿，解毒泻火；栀子清热解毒。四药合用，用于创伤感染，火毒炽盛。

【注意事项】本方为苦寒之剂，用时注意辨证，寒证、伤家、痹证合理使用。阳虚及脾胃虚寒者勿用。

13. 麻桂温经汤（《伤科补要》）

【组成】麻黄　桂枝　红花　白芷　细辛　桃仁　赤芍　甘草

【功效】通筋，活络，祛瘀。

【主治】损伤之后，风寒客注而痹痛。

【用法用量】按病情拟定剂量，水煎服。

【方解】麻黄解表散寒；桂枝散寒温通经脉；桃仁、红花活血祛瘀；赤芍活血柔肝止痛，与桂枝合用调和营卫；白芷、细辛祛风消肿止痛；甘草益气补中，缓急止痛。用于伤后腠理不固，风寒袭表客注经络之证。

14. 玉真散（《外科正宗》）

【组成】生南星　白芷　防风　羌活　天麻　白附子

【功效】祛风解痉。

【主治】用于破伤风。

【用法用量】共研为末，1 次服 3 ~ 6g。

【方解】南星散风、祛痰，镇惊、止痛；白附子祛风痰，逐寒湿，解痉；天麻平肝息风，祛风止痛；白芷祛风散寒，通窍止痛；羌活祛风湿，止痹痛；防风祛风、止痛、解痉，本品为风中经络之要药。

【临床应用】用于预防和治疗破伤风。

15. 大活络丹（《兰台轨范》引《圣济总录》）

【组成】白花蛇　乌梢蛇　威灵仙　两头尖　制草乌　天麻　全蝎　制首乌　龟板　麻黄　贯众　炙甘草　羌活　肉桂　藿香　乌药　黄连　熟地黄　大黄　木香　沉香　细辛　赤芍　没药　丁香　乳香　僵蚕　制天南星　青皮　骨碎补　白豆蔻　安息香　黑附子　黄芩　茯苓　香附　玄参　白术　防风　葛根　虎胫骨（狗骨代）　当归　血竭　地龙　水牛角　麝香　松脂　牛黄　冰片　人参

【功效】行气活血，通利经络。

【主治】中风瘫痪，痿痹痰厥，拘挛疼痛，跌打损伤后期筋肉挛痛。

【用法用量】研细为末，炼蜜为丸，1 次服 3g，1 日 2 次，陈酒送下。

【方解】方中以人参、白术、茯苓、甘草、当归、赤芍、熟地黄补气生血以培本，收扶正祛邪之效，为主药。辅以虎胫骨（狗骨代）、何首乌、龟板、骨碎补以补肝肾，强筋骨，利关节；麻黄、细辛、葛根、肉桂、制草乌、黑附子既散在表之风邪，又逐在里之冷湿；威灵仙、羌活、防风、两头尖、白花蛇、乌梢蛇透骨搜风，通络止痛；乳香、没药、血竭、松脂活血散瘀，舒筋止痛；香附、木香、乌药、青皮、沉香、丁香、藿香、白豆蔻理气和中，畅通气血；黄芩、黄连、大黄、贯众清热燥湿，泻火解毒；水牛角、玄参清热凉血，解毒定惊；麝香、冰片、安息香芳香开窍，通经达络；天麻、僵蚕、制天南星、地龙、全蝎平肝潜阳，化痰息风；牛黄清心凉肝，豁痰息风。全方配伍共奏调理气血、祛风除湿、活络止痛、化痰息风之功，为攻补兼施之剂。

【禁忌】忌生冷油腻，忌气恼寒凉。孕妇忌服。

16. 小活络丹（《太平惠民和剂局方》）

【组成】制南星　制川乌　制草乌　地龙　乳香　没药

【功效】温散寒结，活血通络。

【主治】跌打损伤，瘀阻经络，风寒湿侵袭经络作痛，肢体不能屈伸及麻木、日久不愈等症。

【用法用量】共为细末，炼蜜为丸，每丸 3g，1 次 1 丸，1 日 1 ~ 2 次。

【方解】本方由 6 味药组成，用于风寒湿痹、肢体疼痛、麻木拘挛。方中川乌、草乌温经活络、祛风除湿、散寒止痛，故为主药；天南星燥湿活络，祛经络之痰，并能祛风，故为辅药；乳香、没药活血化瘀止痛，故为佐药；地龙通经活络，引诸药直达病所，为本方使药。诸药合用，共奏温经活络、搜风除湿、祛痰逐瘀之功。如此，风寒、痰湿、瘀血得以祛除，经络得以通，营卫得以调和，肢体自得以温煦濡养，诸症悉除。

【临床应用】

坐骨神经痛　应用制川乌 9g，制草乌 9g，制南星 9g，乳香 9g，没药 9g，地龙 15g，日 1 剂，水煎服。煎药后药渣可外敷疼痛部位。20 日为 1 个疗程，随症加减。

急性软组织损伤　应用小活络丸 100 粒加入适量的 75% 酒精浸泡，捣烂调制成软膏密封。患处先行一般常规消毒，有污渍者先用松节油、汽油等清除，再行常规消毒，擦干净后将小活络软膏均匀涂擦在创面上 2 ~ 3mm 厚，涂擦范围尽可能大于受伤范围，用一张塑料薄膜覆盖后再覆盖 2 层纱布包扎即可。无破皮者隔日 1 次、有破皮者每日 1 次、肌皮损伤较重者每日 1 次常规消毒，用双氧水清洗创面，按伤口大小覆盖干纱条后再外敷小活络软膏；有表皮挫伤者，行常规消毒擦干，挫伤面涂以医用碘伏溶液，干后再外敷小活络软膏。

【禁忌】方中药力较峻烈，以体实气壮者为宜，对阴虚有热者及孕妇慎用。

17. 天麻钩藤饮（《中医内科杂病证治新义》）

【组成】天麻　钩藤　牛膝　石决明　栀子　桑寄生　夜交藤　茯神　益母草　黄芩　杜仲

【功效】清热化瘀，平肝潜阳。

【主治】脑震荡引起的眩晕、抽搐，阴虚阳亢、肝风内动兼见痰热内蕴之症。

【用法用量】水煎服，1 日 1 剂，分 3 次服。

【方解】本方证为肝阳上亢，风阳上扰，以致头部疼痛，眩晕；肝阳偏亢，影响神志，故夜寐多梦，甚至失眠。治宜平肝息风为主，配合清热活血、补益肝肾。方中天麻、钩藤、石决明均有平肝息风之效，用以为君。山栀、黄芩清热泻火，使肝经不致偏亢，是为臣药。益母草活血利水，牛膝引血下行，配合杜仲、桑寄生补益肝肾，夜交藤、朱茯神安神定志，俱为佐使药。

【临床应用】本方是治疗肝阳偏亢、肝风上扰的有效方剂。以头痛、眩晕、失眠、舌红苔黄、脉弦为证治要点。常用于高血压病属肝阳上亢者。

18. 三妙丸（《医学正传》）

【组成】苍术　黄柏（酒炒）　牛膝

【功效】清热燥湿，通利关节。

【主治】痛风性关节炎。

【用法用量】1 次内服 6g，1 日 2 ~ 3 次。

【方解】苍术燥湿逐痹；黄柏清热燥湿，酒制增强燥湿效果，更能活血通络；牛膝强腰膝，利关节，引血下行。本方可用于热痹，关节红肿热痛，屈伸不利。

【禁忌】妇女月经过多，孕妇忌服。

【临床应用】现代多用于风湿性关节炎、重症肌无力、下肢进行性肌萎缩、痛风性关节炎。

19. 金铃子散（《太平圣惠方》）

【组成】川楝子、延胡索。

【功效】理气止痛。

【主治】跌仆损伤后心腹胸胁疼痛，时发时止，或流窜不止者。

【用法用量】上药等量共为细末，1 次服 9 ~ 12g，温开水或温酒送下，1 日 2 ~ 4 次。

【方解】方中川楝子疏肝行气止痛；延胡索辛、温，行气活血止痛，有镇痛、镇静、催眠作用。本方为理气止痛经典方，对于气机郁滞胸腹胁肋之疼痛效果显著。

【运用】本方为治疗肝郁化火诸痛证的代表方剂。以胸腹胁肋疼痛、口苦、舌红、苔黄、脉弦为证治要点。若用于痛经，可酌加当归、益母草、香附等以增强行气活血之功；用于疝痛，可酌加橘核、荔枝核等以加强行气止痛之力。胃及十二指肠溃疡、慢性胃炎、慢性肝炎、胆囊炎等属肝郁化火者，均可加减用之。

【禁忌】因本方具有活血作用，孕妇慎用。

20. 羌活胜湿汤（《内外伤辨惑论》）

【组成】羌活　独活　藁本　防风　甘草　川芎　蔓荆子

【功效】祛风除湿。

【主治】伤后风湿邪客者。

【用法用量】水煎服，1日1剂，分3次服。药渣可煎水熏洗患处。

【方解】方中羌活、独活祛风湿，利关节；防风、藁本祛风除湿，发汗止痛；川芎活血，祛风止痛；蔓荆子治头风疼痛；炙甘草调和诸药。诸药合用具有祛风胜湿之效。

【临床应用】本方长于祛风胜湿止痛，主治风湿在表之头身重痛而表证不明显者。临床应用以头身重痛或腰脊疼痛，苔白脉浮为辨证要点。若湿邪较重，肢体酸楚甚者，可加苍术、细辛以助祛湿通络；郁久化热者，宜加黄芩、黄柏、知母等清里热。本方适用于风湿性关节炎、类风湿关节炎、骨质增生症、强直性脊柱炎等属风湿在表者。

21. 独活寄生汤（《备急千金要方》）

【组成】独活　桑寄生　杜仲　牛膝　细辛　秦艽　茯苓　肉桂　防风　川芎　人参　甘草　当归　芍药　干地黄

【功效】祛风湿，补气血，益肝肾，止痹痛。

【主治】风寒湿痹，关节疼痛，腰膝酸痛，行走无力等。

【用法用量】水煎服，1日1剂，分3次服。

【方解】方中用独活、桑寄生祛风除湿、养血和营、活络通痹为主药；牛膝、杜仲、干地黄补益肝肾、强壮筋骨为辅药；川芎、当归、芍药补血活血；人参、茯苓、甘草益气扶脾，均为佐药，使气血旺盛，有助于祛除风湿；又佐细辛以搜风治风痹，肉桂祛寒止痛，使以秦艽、防风祛周身风寒湿邪。各药合用，组成标本兼顾、扶正祛邪之剂。对风寒湿三气着于筋骨的痹证，为常用且有效的方剂。

【临床应用】本方为治疗久痹而致肝肾两虚、气血不足证之常用方。临床应用以腰膝冷痛、肢节屈伸不利、心悸气短、脉细弱为辨证要点。痹证疼痛较剧者，可酌加制川乌、制草乌、白花蛇等以助搜风通络，活血止痛；寒邪偏盛者，酌加附子、干姜以温阳散寒；湿邪偏盛者，去地黄，酌加防己、薏苡仁、苍术以祛湿消肿；正虚不甚者，可减地黄、人参。现代临床上，本方常用于慢性关节炎、骨性关节炎、骨质增生症、类风湿关节炎、风湿性坐骨神经痛、腰肌劳损、小儿麻痹等属风寒湿痹日久，正气不足者。

【禁忌】痹证之属湿热实证者忌用。

22. 柴胡疏肝散（《景岳全书》）

【组成】柴胡　芍药　枳壳　川芎　香附　甘草　陈皮

【功效】疏肝理气，止痛。

【主治】用于胸肋损伤或背部损伤等所致的气滞血瘀疼痛。

【用法用量】水煎服，1日1剂，分3次服。

【方解】柴胡疏肝散证是由于肝气郁结，不得疏泄，气郁导致血滞，故见胁肋疼痛诸症。方用四逆散去枳实，加陈皮、枳壳、川芎、香附，增强疏肝行气、活血止痛之效，故服后肝气条达，血脉通畅，痛止而诸症亦除。

【临床应用】本方用于筋伤骨病，见于肝气不疏者。

23. 蠲痹汤（《杨氏家藏方》）

【组成】羌活　姜黄　当归　赤芍　黄芪　防风　炙甘草　生姜

【功效】活血通络，祛风除湿。

【主治】损伤后风寒乘虚入络者。

【用法用量】水煎服，1日1剂，分3次服。

【方解】辛能散寒，风能胜湿，防风、羌活除湿而疏风，生姜散寒；气通则血活，血活则风散，黄芪、炙甘草补气而实卫；当归、赤芍活血而和营；姜黄理血中之气，能入手足而祛寒湿。

【临床应用】本方为治风痹之要方。风痹，又名行痹、走注，指风寒湿邪侵袭肢节、经络，其中又以风邪为甚的痹证。"蠲"者，有免除之意，去之疾速也。本方有益气活血之功，气通则血活，血活则风散，服之可使风痹之证得以迅速免除，故名"蠲痹汤"。

24. 膈下逐瘀汤（《医林改错》）

【组成】当归　川芎　赤芍　桃仁　红花　枳壳　牡丹皮　香附　延胡索乌药　五灵脂　甘草

【功效】活血祛瘀。

【主治】胸腹部损伤，蓄瘀疼痛。

【用法用量】水煎服，1日1剂，分3次服。

【方解】方中当归、川芎、赤芍养血活血，与逐瘀药同用，可使瘀血祛而不伤阴血；牡丹皮清热凉血，活血化瘀；桃仁、红花、五灵脂破血逐瘀，以消积块；配香附、乌药、枳壳、延胡索行气止痛；尤其川芎不仅养血活血，更能行血中之气，增强逐瘀之力；甘草调和诸药。全方以逐瘀活血和行气药物居多，使气帅血行，更好地发挥其活血逐瘀、破癥消结之力。

【禁忌】体弱无瘀、孕妇忌用。

（三）后期用方

1. 干姜粉（经验方）

【组成】干姜

【功效】温经，散寒，止痛。

【主治】风寒湿滞留于筋骨，跌仆损伤后期患部冷酸痛。

【用法用量】研细末备用。用白酒调匀，配合通筋、活血之品，单用亦可。

【方解】干姜辛温行散，寒遇热即散，经得温则通，寒散经通则痛止。

【禁忌】热病勿用。

2. 开弓大力丸（经验方）

【组成】龟板　熟地　杜仲　枸杞子　怀牛膝　当归　白芍　人参　黄芪　锁阳　补骨脂　菟丝子　紫河车　陈皮　茯苓　怀山药　砂仁　黄柏　知母等

【功效】滋养肝肾，填精补髓，健脾益气，强筋健骨，壮元益寿。

【主治】肝肾亏损、精血不足等所致的腰腿痛、筋骨痿软、筋脉拘挛等症。

【用法用量】上药共研极细末，炼蜜为丸，每丸重9g，1次1丸，1日2次，用人参泡水送服。

【方解】本方为杨天鹏老先生独创，杨天鹏先生老年一直服用，头发三度转青，可以说杨天鹏先生拥有103岁高龄本方居功至伟。方中人参、黄芪益气，当归养血，山药、茯苓、砂仁健脾，锁阳补肾壮阳，杜仲、菟丝子、补骨脂补肝肾、强筋骨，龟板滋肾潜阳、益肾健骨、养血补心，枸杞子养肝、滋肾、润肺、补虚益精，熟地补血滋阴，怀牛膝补益肝肾、强腰膝及活血、引血下行，白芍补血柔肝，黄柏、知母滋肾阴，陈皮理气令补而不滞，紫河车为血肉之品且补肾益精、益气养血。诸药合用补益全身气血阴阳，调补肝脾肾，兼利关节。

【禁忌】身体无虚勿服。

3. 生药散（经验方）

【组成】生川乌　生草乌　生南星　生半夏　白芷　红花　细辛　松节

【主治】跌打损伤肿痛，肿瘤局部疼痛，关节痹痛。

【功效】祛风逐痰，散寒解毒，通络止痛。

【用法用量】用蜂蜜或醋调敷（醋需加热），如出现过敏性皮炎即停用。

【方解】方中生川乌、生草乌、南生星、生半夏合用祛风逐痰、散寒解毒、通络止痛；松节通络；白芷除湿、生肌、活血止痛。

【禁忌】本品大毒，只限于外用，切忌内服，勿久用及大面积涂敷。如有不适立即停用。孕妇及哺乳期妇女禁用，加强管理，避免小儿接触。

4. 壮力丸（经验方）

【组成】红参　当归　豹骨（狗骨代）　怀牛膝　淫羊藿　钩藤等

【功效】祛风除湿，强筋壮骨。

【主治】骨折、脱位或软组织损伤后期四肢酸软，步履乏力。

【用法用量】上药共研细末，炼蜜为丸，每丸9g，成人1次1丸，1日2次。

【方解】红参健脾益气养血；当归养血活血；怀牛膝、淫羊藿强腰肾；钩藤祛风除湿；豹骨（狗骨代）祛风除湿，以形补形、壮骨。骨正筋顺则力强。

【禁忌】外感时忌用。

5. 虎穴散（经验方）

【组成】红花　当归　乳香　没药　桂枝　木瓜　羌活　牛蒡子　细辛　天麻　藁本　猴骨　麝香

【功效】祛风，活血，通络，镇痛。

【主治】脑震荡后期症见头晕、头痛，痛如针刺，痛处不移，恶心呕吐，失眠多梦，身软乏力，焦虑，情绪易激动等。

【方解】红花、当归、乳香、没药活血化瘀止痛；桂枝、木瓜通经柔筋止痛；牛蒡子疏风散结消肿；细辛祛风散寒逐痹；细辛、麝香开窍；羌活、藁本祛风散寒止痛，尤善治上半身及巅顶疼痛；猴骨祛风除湿、镇惊安神且善治四肢麻木惊痛，瘀散经通则痛止，窍通神自清。

【用法用量】上药共研细末，干燥储存，成人早晚各服 1 次，用白开水加醪糟汁冲服，每次服 7.5g，老人及儿童酌减。

【禁忌】服药期间忌服油腻之品，避风寒。孕妇忌服。

6. 八珍汤（《正体类要》）

【组成】党参　白术　茯苓　炙甘草　川芎　当归　熟地　白芍　生姜　大枣

【功效】补益气血。

【主治】伤后气血俱虚，损伤久难愈合，骨折迟缓连接等。

【用法用量】水煎服，1 日 1 剂，分 3 次服。

【方解】本方治证多由久病失治或病后失调，或失血过多所致。治宜益气与补血并施。方中人参与熟地相配，益气补血，共为君药。白术协人参益气补脾，当归助熟地补益阴血，同为臣药。白芍养血敛阴，川芎活血行气，使补而不滞，合地、归而彰补血之效；茯苓健脾渗湿，炙甘草益气补中，俱为佐药。甘草调和药性，兼作药使。煎加生姜、大枣，亦可调脾胃而和诸药。数药合用，共收气血双补之功。

【临床应用】凡气血皆虚，病后体虚，需要巩固和调养身体者皆宜。

7. 十全大补汤（《太平惠民和剂局方》）

【组成】党参　白术　茯苓　炙甘草　当归　川芎　熟地　白芍　黄芪　肉桂

【功效】补气生血。

【主治】损伤后期气血衰弱，溃疡脓液清稀，自汗、盗汗、萎黄消瘦、不思饮食、倦怠气短等症。

【用法用量】水煎服，1 日 1 剂。

【方解】本方是由四君子汤合四物汤再加黄芪、肉桂所组成。方中四君补气，四物补血，更与补气之黄芪、温煦之肉桂（少佐）组合，则补益气血之功更著。唯药性偏温，以气血两亏而偏于虚寒者为宜。

【禁忌】本品滋腻，外邪未去及正气未伤者勿用。

8. 人参养荣汤（《太平惠民和剂局方》）

【组成】党参　白术　炙黄芪　炙甘草　陈皮　肉桂心　当归　熟地　五味子　茯苓　远志　白芍　大枣　生姜

【功效】补气益血，养心安神。

【主治】损伤后期气血虚弱、阴疽溃疡久不收敛，症见面色萎黄、心悸、健忘、失眠或虚损劳热者。

【用法用量】做汤剂水煎服，其中肉桂心焗冲服，1日1剂，分3次服；亦可做丸剂，用上药共研细末，其中生姜单煎浓汁，搓为丸如绿豆大，1次服10g，1日2次。

【方解】熟地、当归、白芍为养血之品，血虚补之；人参、黄芪、五味子为补肺气之品，血不足而补其气，此阳生则阴长之义；甘草、陈皮、茯苓、白术健脾；归、芍养肝；熟地亦能滋肾；远志能通肾气上达于心；桂心能导诸药入营生血；五脏交养互益，故能统治诸病，而其要则归于养荣也。

【禁忌】本品滋补收敛，外邪未去及正气未伤者勿用。

9. 四生散（《太平惠民和剂局方》）

【组成】生川乌　生南星　生白附子　生半夏

【功效】祛风逐痰，散寒解毒，通络止痛。

【主治】跌打损伤肿痛，肿瘤局部疼痛，关节痹痛。

【用法用量】共为细末存放待用，用时以蜜糖适量调成糊状外敷患处。用醋调煮外敷亦可。如出现过敏性皮炎即停敷。

【方解】本方生川乌、生南星、生白附子、生半夏辛温走窜，功善祛风散寒、通络逐痹。研末外敷能促进局部血液循环，有局部麻醉镇痛效果。

【禁忌】本药大毒，忌内服，外用切忌涂搽黏膜及皮肤破损部位，勿大面积涂搽，以免中毒。

【注意事项】加强管理，包装应有警示标志，应放于小儿接触不到处，避免误服。

10. 四君子汤（《太平惠民和剂局方》）

【组成】党参　白术　茯苓　炙甘草

【功效】补中益气，调养脾胃。

【主治】损伤后期中气不足，脾胃虚弱，肌肉消瘦，溃疡日久不愈。

【用法用量】水煎服，1日1剂，分3次服。

【方解】本方由理中丸衍化而来，去干姜，加入茯苓而成。本方中4味药均属于性平、温，不热不燥，补中有泻，补而不滞，平补不峻，诸药合用能使脾气足而气血生化有源，脾健运而湿气得消。

【临床应用】该方常用于慢性胃炎、胃及十二指肠溃疡等属脾气虚者。

11. 四物汤（《太平惠民和剂局方》）

【组成】川芎　当归　白芍　熟地

【功效】养血补血。

【主治】治伤患后期血虚之症。

【用法用量】水煎服，1 日 1 剂，分 3 次服。

【方解】营血虚滞证表示血虚及血行艰涩、停滞之意。本方中熟地滋阴养血填精，白芍补血敛阴和营，当归补血活血调经，川芎活血行气开郁。四物相配，补中有通，滋阴不腻，温而不燥，阴阳调和，使营血恢复。

【临床应用】四物汤一个很大的特点是随着 4 味药物的比例不同，四物汤可以发挥广泛的功能。如重用熟地、当归，轻用川芎，则是一个补血良方；当归、川芎轻用或不用时，可以帮助孕妇保胎；重用当归、川芎，轻用白芍则能治疗月经量少、血瘀型闭经等。此外，四物汤衍生出的无数"子方""孙方"在治疗妇科病方面也功不可没。较著名的有桃红四物汤，该方剂是由四物汤加桃仁、红花而成，专治血虚血瘀导致的月经过多，还能治疗先兆流产、习惯性流产；四物汤加艾叶、阿胶、甘草后取名为胶艾四物汤，用来治疗月经过多，是安胎养血止漏的要方；四物汤加四君子汤后，名"八珍汤"，能气血双补；在八珍汤的基础上再加上黄芪、肉桂，则成为十全大补汤。

12. 右归丸（《景岳全书》）

【组成】熟地　怀山药　山茱萸　枸杞子　菟丝子　杜仲　鹿角胶　当归　附子　肉桂

【功效】补益肾阳。

【主治】治骨及软组织伤患后期，肝肾不足、精血虚损而致神疲气怯，或心跳不宁，或肢冷痿软无力。

【用法用量】共为细末，炼蜜为小丸。1 次服 10g，1 日 1~2 次。

【方解】本方由 10 味药组成。方中以附子、肉桂、鹿角胶为君药，温补肾阳，填精补髓。臣以熟地、枸杞子、山茱萸、山药滋阴益肾，养肝补脾。佐以菟丝子补阳益阴，固精缩尿；杜仲补益肝肾，强筋壮骨；当归补血养肝。诸药配合，共奏温补肾阳、填精止遗之功。

【禁忌】忌食生冷，肾虚有湿浊者不宜应用。

【临床应用】①坐骨神经痛：本方去吴茱萸，加川牛膝、麻黄、炒白芍、甘草为基本方，刺痛明显加丹参、制乳香、制没药；麻木重加鸡血藤；夜间痛甚加首乌；夹湿者去枸杞子加苍术；便溏纳差加砂仁、山楂；自汗去麻黄加黄芪。②肥大性脊椎炎：减鹿角胶、菟丝子、当归，加威灵仙、枣皮、甘草为基本方，痛甚加乳香、炮山甲；寒甚加川乌、草乌；肢体麻木加全蝎或蜈蚣；便秘加熟大黄；气血亏虚加黄芪、当归；寒痰加白芥子或生南星。

13. 左归丸（《景岳全书》）

【组成】熟地黄　怀山药　山茱萸　枸杞子　菟丝子　鹿角胶　龟板胶川牛膝

【功效】补益肾阴。

【主治】损伤日久或骨疾病后，肾水不足、精髓内亏，腰膝腿软、头昏眼花、虚热、自汗、盗汗等症。

【用法用量】上药为细末，炼蜜为丸如豆大，1 次服 10g，1 日 1~2 次。

【方解】本方证为真阴不足，精髓亏损所致。肾藏精，主骨生髓，肾阴亏损，精髓不充，封藏失职，故头晕目眩、腰酸腿软、遗精滑泄；阴虚则阳亢，迫津外泄，故自汗盗汗；阴虚则津不上承，故口燥舌干、舌红少苔；脉细为真阴不足之象。治宜壮水之主，培补真阴。方中重用熟地滋肾填精，大补真阴，为君药。山茱萸养肝滋肾，涩精敛汗；山药补脾益阴，滋肾固精；枸杞子补肾益精，养肝明目；龟、鹿二胶，为血肉有情之品，峻补精髓，龟板胶偏于补阴，鹿角胶偏于补阳，在补阴之中配伍补阳药，取"阳中求阴"之义，均为臣药。菟丝子、川牛膝益肝肾、强腰膝、健筋骨，俱为佐药。诸药合用，共奏滋阴补肾、填精益髓之效。

【禁忌】方中组成药物以阴柔滋润为主，久服常服，每易滞脾碍胃，故脾虚泄泻者慎用。

【临床应用】如虚火上炎，去鹿角胶，加入麦冬、女贞子；肺热咳嗽，则加入百合、桑白皮；夜晚骨蒸发热，则要加入地骨皮、白薇。如果血虚，则加当归；气虚，加人参。

14. 补中益气汤（《东垣十书》）

【组成】黄芪　党参　白术　陈皮　炙甘草　当归　升麻　柴胡

【功效】补中益气。

【主治】疮疡日久，元气亏损，伤后气血耗损、中气不足诸症。

【用法用量】水煎服，1日1剂，分3次服。

【方论】方中黄芪补中益气、升阳固表为君；人参、白术、甘草甘温益气，补益脾胃为臣；陈皮调理气机，当归补血和营为佐；升麻、柴胡协同参、芪升举清阳为使。综合全方，一则补气健脾，使后天生化有源，脾胃气虚诸证自可痊愈；一则升提中气，恢复中焦升降之功能，使下脱、下垂之症自复其位。

【禁忌】阴虚内热者忌服。

【临床应用】病劳役、热甚者，黄芪加大用量；咳嗽者，去人参；腹中痛者，加白芍药、炙甘草；若恶热喜寒而腹痛者，再加黄芩；恶寒冷痛，加桂心；头痛，加蔓荆子；痛甚者加川芎；项痛，加藁本。

15. 补阳还五汤（《医林改错》）

【组成】黄芪　归尾　赤芍　地龙　川芎　桃仁　红花

【功效】活血补气，疏通经络。

【主治】气虚而血不行的半身不遂、口眼㖞斜，以及外伤性截瘫。

【用法用量】水煎服，1日1剂，分3次服。

【方解】君药生黄芪重用，大补脾胃之元气，使气旺血行，瘀去络通。臣药当归尾长于活血，兼能养血，因而有化瘀而不伤血之妙。佐药赤芍、川芎、桃仁、红花助当归尾活血祛瘀；地龙通经活络。本方大量补气药与少量活血药相配，气旺则血行，活血而又不伤正，共奏补气活血通络之功。

【注意事项】本方为治疗气虚血瘀所致半身不遂的方剂，黄芪四两补气为主药，以补为主，补活结合，有扶正祛邪之功，凡属由气虚为主导致血瘀发为半身不遂者，用本方较为贴切。如属血瘀实证，本方不宜使用。

16. 杞菊地黄丸（《医级宝鉴》）

【组成】枸杞子　杭菊花　熟地黄　怀山药　山茱萸　牡丹皮　茯苓　泽泻

【功效】滋肾养肝，育阴潜阳。

【主治】肾阴不足，眩晕头痛，视物不清，耳鸣症。

【用法用量】水煎服或为丸剂。

【方解】中医认为，肝开窍于目，肝血上注于目则能视，即眼睛的功能与肝密切相关；在五行理论中，肝属木，肾属水，水能生木，肾与肝是母子关系，即肝为肾之子，肾为肝之母，母脏病变会影响到子脏；又肝主藏血，肾主藏精，精、血互生，因此肝与肾密切相关；因此，治疗眼部疾病，往往从肝肾入手。杞菊地黄丸由六味地黄丸加枸杞子、菊花而成。枸杞子，甘平质润，入肺、肝、肾经，补肾益精，养肝明目；菊花辛、苦、甘，微寒，善清利头目，宣散肝经之热，平肝明目。八种药物配伍组合共同发挥滋阴、养肝、明目的作用，对肝肾阴虚同时伴有明显的头晕、视物昏花等头、眼部疾患，尤为有效。

17. 金匮肾气丸（《金匮要略》）

【组成】熟地黄　怀山药　山茱萸　泽泻　茯苓　肉桂　熟附子　牡丹皮

【功效】温补肾阳。

【主治】伤后肾阳亏损，腰痛腿软，下半身常有冷感。

【用法用量】水煎服。或为丸剂，淡盐汤送服。

【方解】金匮肾气丸又叫八味地黄丸或桂附地黄丸，是由六味地黄丸加肉桂、附子配伍组成的。肾藏有"先天之精"，为脏腑阴阳之本、生命之源，故称为"先天之本"。方中用熟地黄滋阴补肾，填精生髓，为君药。山茱萸滋养肝肾，并能涩精；怀山药补脾益气而固精，两者用为臣药。三味药相配，共同发挥补益肝、脾、肾的作用，效力全面，且以补肾阴为主，补其不足，可治"本"。泽泻泄肾利湿，并可防止熟地黄过于滋腻；牡丹皮能够清泻肝火，同时可以制约山茱萸的收敛作用；茯苓淡渗脾湿，帮助怀山药健运脾胃，此三味药物为泻药，泻湿浊，平其偏盛，为佐药，治标。附子和肉桂这两味药都是入心、肾、脾经的热性药物，能祛风通络、温补肾阳，所以用六味地黄丸加上肉桂、附子而组成的金匮肾气丸不仅具有六味地黄丸滋阴补肾的作用，而且还能在补阴中生火助阳，使之达到温补肾阳的目的。

【注意事项】服本药时不宜同时服用赤石脂或其制剂。本方中肉桂属温热药，不适用于具有口干舌燥、烦躁气急、便干尿黄等症的糖尿病、慢性肾炎、高血压、心脏病等患者。

18. 炙甘草汤（《伤寒论》）

【组成】炙甘草　人参　干地黄　桂枝　阿胶　麦冬　麻仁　生姜　大枣

【功效】益气养血，滋阴复脉。

【主治】用于损伤后气虚血少，心悸心慌，虚烦失眠，脉结代或虚数。

【用法用量】水煎服，1日1剂，分3次服。

【方解】本方是《伤寒论》治疗心动悸、脉结代的名方。其证是由伤寒汗、吐、下或失血后，或杂病阴血不足、阳气不振所致。阴血不足，血脉无以充盈，加之阳气不振，无力鼓动血脉，脉气不相接续，故脉结代；阴血不足，心体失养，或心阳虚弱，不能温养心脉，故心动悸。治宜滋心阴，养心血，益心气，温心阳，以复脉定悸。方中重用生地黄滋阴养血为君，《名医别录》谓地黄"补五脏内伤不足，通血脉，益气力"。配伍炙甘草、人参、大枣益心气，补脾气，以资气血生化之源；阿胶、麦冬、麻仁滋心阴，养心血，充血脉，共为臣药。佐以桂枝、生姜辛行温通，温心阳，通血脉，诸厚味滋腻之品得姜、桂则滋而不腻。用法中加清酒煎服，以清酒辛热，可温通血脉，以行药力，是为使药。诸药合用，滋而不腻，温而不燥，使气血充足，阴阳调和，则心动悸、脉结代，皆得其平。本方虽为杂病要方，但杨天鹏认为证同则治法同，关键在于辨证，故用本方治疗损伤后气虚血少，心悸心慌，虚烦失眠，脉结代或虚数。

【临床应用】方中可加酸枣仁、柏子仁以增强养心安神定悸之力，或加龙齿、磁石重镇安神；偏于心气不足者，重用炙甘草、人参；偏于阴血虚者重用生地、麦冬；心阳偏虚者，易桂枝为肉桂，加附子以增强温心阳之力；阴虚而内热较盛者，易人参为南沙参，并减去桂、姜、枣、酒，酌加知母、黄柏，则滋阴液降虚火之力更强。

19. 增液承气汤（《温病条辨》）

【组成】玄参　麦冬　细生地　大黄　芒硝

【功效】养阴增液，泄热通便。

【主治】热结阴亏，大便秘结，口干唇燥。

【用法用量】水煎服，1日1剂，分3次服。

【方解】本方是滋阴泄热、增水行舟之剂。温病热结，津液亏耗，燥屎不行，下之又不通，此是无水舟停。所以用增液汤（玄参、生地、麦冬）来壮水滋阴。

硝黄攻下，以便舟行。阴虚液枯，燥屎不行，下之徒伤其阴，润之又有恋邪之弊。增水行舟之法，以使燥屎顺流而下。硝黄配增液汤，下之而不伤其阴；增液汤伍硝黄，润之而无恋邪之弊。

【禁忌】孕妇忌用。本方滋阴增液之中又能泻下热结，主治阴液亏损又有燥热内结所致的大便秘结，但以滋阴增液之力较强，对阳明腑实证宜用大承气汤，阳虚便秘者也不宜用本方。泻下剂大都耗损胃气，得效即止，慎勿过剂。

20. 增液汤（《温病条辨》）

【组成】玄参　麦冬　生地黄

【功效】增液润燥。

【主治】骨伤病津液耗损，口干咽燥，大便秘结，或习惯性肠燥便秘。

【用法用量】水煎服，1日1剂，分3次服。

【方解】阳明温病不大便，不外热结、液干两端。若阳邪炽盛之热结实证，则用承气汤急下存阴；若热病阴亏液涸，《温病条辨》所谓"水不足以行舟，而结粪不下者"，当增水行舟。本方所治大便秘结为热病耗损津液，阴亏液涸，不能濡润大肠，"无水舟停"所致。津液亏乏，不能上承，则口渴；舌干红，脉细数为阴虚内热之象；脉沉而无力者，主里主虚之候。治宜增液润燥。方中重用玄参，苦咸而凉，滋阴润燥，壮水制火，启肾水以滋肠燥，为君药。生地甘苦而寒，清热养阴，壮水生津，以增玄参滋阴润燥之力；又肺与大肠相表里，故用甘寒之麦冬，滋养肺胃阴津以润肠燥，共为臣药。三药合用，养阴增液，以补药之体为泻药之用，使肠燥得润、大便得下，故名之曰"增液汤"。本方咸、寒、苦、甘同用，旨在增水行舟，非属攻下，欲使其通便，必须重用。

【禁忌】本方增液有余，攻下不足，是为津液少而燥结不甚者而设，若阳明里实热结所致便秘，则非所宜；如津液不足，燥结正甚者亦非本方所能胜任。

【临床应用】本方为治疗津亏肠燥所致大便秘结之常用方，又是治疗多种内伤阴虚液亏病证的基础方。临床应用以便秘、口渴、舌干红、脉细数或沉而无力为辨证要点。

五、常用中药

（一）解表药

1. 麻黄

【药性】辛、微苦，温。归肺、膀胱经。

【功效】发汗解表，宣肺平喘，利水消肿。

【应用】①风寒感冒。本品味辛发散，性温散寒，主入肺与膀胱经，善于宣肺气、开腠理、透毛窍而发汗解表。②咳嗽气喘。本品辛散苦泄，温通宣畅，可外开皮毛之郁闭，内降上逆之气。③风水水肿。本品上宣肺气，发汗解表，下输膀胱以下助利尿之力。④散寒通滞，可用治风寒痹证、阴疽、痰核。

【用法用量】煎服，2~9g。发汗解表宜生用，止咳平喘多炙用。

【使用注意】本品发汗宣肺力强，凡表虚自汗、阴虚盗汗及肺肾虚喘者均当慎用。

2. 桂枝

【药性】辛、甘，温。归心、肺、膀胱经。

【功效】发汗解肌，温通经脉，助阳化气。

【应用】①风寒感冒。本品辛甘温煦，甘温通阳扶卫，其开腠发汗之力较麻黄温和，而善于宣阳气于卫分，畅营血于肌表。②寒凝血滞诸痛证。本品辛散温通，具有温通经脉、散寒止痛之效。③痰饮、蓄水证。本品甘温，既可温扶脾阳以助运水，又可温肾阳、逐寒邪以助膀胱气化，而行水湿痰饮之邪。④心悸。本品辛甘性温，能助心阳，通血脉，止悸动。

【用法用量】煎服，3~9g。

【使用注意】本品辛温助热，易伤阴动血，凡外感热病、阴虚火旺、血热妄行等证，均当忌用。孕妇及月经过多者慎用。

3. 紫苏

【药性】辛、温。归肺、脾经。

【功效】解表散寒，行气宽中。

【应用】①风寒感冒。本品辛散性温，发汗解表散寒之力较为缓和，轻症可以单用，重症需与其他发散风寒药合用。②脾胃气滞，剧烈呕吐。本品味辛能行，能行气以宽中除胀、和胃止吐，兼有理气安胎之功。③能解鱼蟹毒，对于进食鱼蟹中毒而致腹痛呕吐者，能和中解毒。

【用法用量】水煎服，5~9g，不宜久煎。

4. 生姜

【药性】辛，温。归肺、脾、胃经。

【功效】解表散寒，温中止呕，温肺止咳。

【应用】①风寒感冒。本品辛散温通，能发汗解表、祛风散寒。②脾胃寒证。本品辛散温通，能温中散寒，可收祛寒开胃、止痛止呕之效。③胃寒呕吐。本品辛散温通，能温胃散寒、和中降逆。④肺寒咳嗽。本品辛温发散，能温肺散寒、化痰止咳。⑤对生半夏、生南星等药物之毒，以及鱼蟹等食物中毒，均有一定的解毒作用。

【用法用量】煎服，3~9g，或捣汁服。

【使用注意】本品助火伤阴，故热盛及阴虚内热者忌服。

5. 荆芥

【药性】辛，微温。归肺、肝经。

【功效】祛风解表，透疹消疮，止血。

【应用】①外感表证。本品辛散气香，长于发表散风，且微温不烈，药性和缓，为发散风寒药中药性最为平和之品。②麻疹不透、风疹瘙痒。本品质轻透散，祛风止痒，宣散疹毒。③疮疡初起兼有表证。本品能祛风解表，透散邪气，宣通壅结而达消疮之功。④吐衄下血。本品炒炭，其性味已由辛温变为苦涩平和，长于理血止血。

【用法用量】煎服，4.5~9g，不宜久煎。发表透疹消疮宜生用，止血宜炒用。

6. 防风

【药性】辛、甘，微温。归膀胱、肝、脾经。

【功效】祛风解表，胜湿止痛，止痉。

【应用】①外感表证。本品辛温发散，气味俱升，以辛散祛风解表为主，又能胜湿、止痛，且甘缓微温不峻烈。②风疹瘙痒。本品辛温发散，能祛风止痒。

③风湿痹痛。本品辛温，功能祛风散寒，胜湿止痛，为较常用之祛风湿、止痹痛药。④破伤风。本品既能辛散外风，又能息内风以止痉。⑤本品具有升清燥湿之性，可用于脾虚湿盛、清阳不升所致的泄泻。

【用法用量】煎服，4.5～9g。

【使用注意】本品药性偏温，阴血亏虚、热病动风者不宜使用。

7. 羌活

【药性】辛、苦，温。归膀胱、肾经。

【功效】解表散寒，祛风胜湿，止痛。

【应用】①风寒感冒。本品辛温发散，气味雄烈，善于升散发表，有较强的解表散寒、祛风胜湿、止痛之功。②风寒湿痹。本品辛散祛风，味苦燥湿，性温散寒，有较强的祛风湿、止痛作用。

【用法用量】煎服，3～9g。

【使用注意】本品辛香温燥之性较烈，故阴血亏虚者慎用。用量过多，易致呕吐，脾胃虚弱者不宜服。

8. 白芷

【药性】辛，温。归肺、胃、大肠经。

【功效】解表散寒，祛风止痛，通鼻窍，燥湿止带，消肿排脓。

【应用】①风寒感冒。本品辛散温通、祛风解表散寒之力较温和，而以止痛、通鼻窍见长。②头痛、牙痛、痹痛等多种痛证。本品辛散温通，长于止痛。③鼻渊。本品祛风、散寒、燥湿，可宣利肺气、升阳明清气、通鼻窍而止疼痛。④带下证。本品辛温香燥，善除阳明经湿邪而燥湿止带。⑤疮痈肿毒。本品辛散温通，对于疮疡初起、红肿热痛者，可收散结消肿止痛之功。⑥本品祛风止痒，可用治皮肤风湿瘙痒。

【用法用量】煎服，3～9g。外用适量。

【使用注意】本品辛香温燥，阴虚血热者忌服。

9. 细辛

【药性】辛，温。有小毒。归肺、肾、心经。

【功效】解表散寒，祛风止痛，通窍，温肺化饮。

【应用】①风寒感冒。本品辛温发散，芳香透达，长于解表散寒、祛风止痛，宜用于外感风寒、头身疼痛较甚者。②头痛，牙痛，风湿痹痛。本品辛香走窜，宣泄郁滞，上达巅顶，通利九窍，善于祛风散寒，且止痛之力颇强。③鼻渊。本品辛散温通，芳香透达，散风邪，化湿浊，通鼻窍。④肺寒咳喘。本品辛散温通，外能发散风寒，内能温肺化饮。

【用法用量】煎服，1~3g；散剂每次服0.5~1g。

【使用注意】阴虚阳亢头痛、肺燥伤阴干咳者忌用。不宜与藜芦同用。

10. 藁本

【药性】辛，温。归膀胱经。

【功效】祛风散寒，除湿止痛。

【应用】①风寒感冒，巅顶疼痛。本品辛温香燥，性味俱升，善达巅顶，以发散太阳经风、寒、湿邪见长，并有较好的止痛作用。②风寒湿痹。本品辛散温通，具香燥之性，又能入于肌肉、经络、筋骨之间，以祛除风、寒、湿邪，蠲痹止痛。

【用法用量】煎服，3~9g。

【使用注意】本品辛温香燥，凡阴血亏虚、肝阳上亢、火热内盛之头痛者忌服。

11. 葱白

【药性】辛，温。归肺、胃经。

【功效】发汗解表，散寒通阳。

【应用】①风寒感冒。本品辛温不燥烈，发汗不峻猛，药力较弱，适用于风寒感冒、恶寒发热之轻证。②阴盛格阳。本品辛散温通，能宣通阳气、温散寒凝，可使阳气上下顺接、内外通畅。③本品外敷有散结通络下乳之功，可治乳汁郁滞不下、乳房胀痛；治疮痈肿毒，兼有解毒散结之功。

【用法用量】煎服，3~9g。外用适量。

12. 薄荷

【药性】辛，凉。归肺、肝经。

【功效】疏散风热，清利头目，利咽透疹，疏肝行气。

【应用】①风热感冒，温病初起。本品辛以发散，凉以清热，清轻凉散，其辛散之性较强，是辛凉解表药中最能宣散表邪且有一定发汗作用之药，为疏散风热常用之品。②头痛眩晕，目赤多泪，咽喉肿痛。本品轻扬升浮、芳香通窍，功善疏散上焦风热，清头目、利咽喉。③麻疹不透，风疹瘙痒。④肝郁气滞，胸闷胁痛。⑤本品芳香辟秽，兼能化湿和中，还可用治夏令感受暑湿秽浊之脘腹胀痛、呕吐、泄泻。

【用法用量】煎服，3~6g；宜后下。薄荷叶长于发汗解表，薄荷梗偏于行气和中。

【使用注意】本品芳香辛散，发汗耗气，故体虚多汗者不宜使用。

13. 牛蒡子

【药性】辛、苦，寒。归肺、胃经。

【功效】疏散风热，宣肺祛痰，利咽透疹，解毒消肿。

【应用】①风热感冒，温病初起。本品辛散苦泄，寒能清热，升散之中具有清降之性。②麻疹不透，风疹瘙痒。本品清泄透散，能疏散风热，透泄热毒而促使疹子透发。③痈肿疮毒，丹毒，痄腮，喉痹。本品辛苦性寒，于升浮之中又有清降之性，能外散风热、内解热毒，有清热解毒、消肿利咽之效。

【用法用量】煎服，6~12g。炒用可使其苦寒及滑肠之性略减。

【使用注意】本品性寒，滑肠通便，气虚便溏者慎用。

14. 蔓荆子

【药性】辛、苦，微寒。归膀胱、肝、胃经。

【功效】疏散风热，清利头目。

【应用】①风热感冒，头昏头痛。本品辛能散风，微寒清热，轻浮上行，解表之力较弱，偏于清利头目、疏散头面之邪。②目赤肿痛。③本品具有祛风止痛之功效，也可用治风湿痹痛。

【用法用量】煎服，5~9g。

15. 柴胡

【药性】苦、辛，微寒。归肝、胆经。

【功效】解表退热，疏肝解郁，升举阳气。

【应用】①表证发热及少阳证。本品辛散苦泄，微寒退热，善于祛邪解表退热及疏散少阳半表半里之邪。②肝郁气滞。本品辛行苦泄，性善条达肝气，疏肝解郁。③气虚下陷，脏器脱垂。④退热截疟，又为治疗疟疾寒热的常用药。

【用法用量】煎服，3～9g。解表退热宜生用，且用量宜稍重；疏肝解郁宜醋炙，升阳可生用或酒炙，其用量均宜稍轻。

【使用注意】柴胡其性升散，古人有"柴胡劫肝阴"之说，故阴虚阳亢、肝风内动、阴虚火旺及气机上逆者忌用或慎用。

16. 升麻

【药性】辛、微甘，微寒。归肺、脾、胃、大肠经。

【功效】解表透疹，清热解毒，升举阳气。

【应用】①外感表证。本品辛甘微寒，性能升散，有发表退热之功。②麻疹不透。③齿痛口疮，咽喉肿痛，温毒发斑。本品甘寒，以清热解毒功效见长，为清热解毒之良药，可用治热毒所致的多种病证。④气虚下陷，脏器脱垂，崩漏下血。

【用法用量】煎服，3～9g。发表透疹、清热解毒宜生用，升阳举陷宜炙用。

【使用注意】麻疹已透、阴虚火旺，以及阴虚阳亢者均当忌用。

17. 葛根

【药性】甘、辛，凉。归脾、胃经。

【功效】解肌退热，透疹，生津止渴，升阳止泻。

【应用】①表证发热，项背强痛。本品甘辛性凉，轻扬升散，具有发汗解表、解肌退热之功。②麻疹不透。本品味辛性凉，有发表散邪、解肌退热、透发麻疹之功效，故可用治麻疹初起，表邪外束，疹出不畅。③热病口渴，消渴证。本品甘凉，于清热之中，又能鼓舞脾胃清阳之气上升，而有生津止渴之功。④协表热痢，脾虚泄泻。

【用法用量】煎服，9～15g。解肌退热、透疹、生津宜生用，升阳止泻宜煨用。

（二）清热药

1. 知母

【药性】苦、甘，寒。归肺、胃、肾经。

【功效】清热泻火，生津润燥。

【应用】①热病烦渴。本品味苦甘而性寒质润，苦寒能清热泻火除烦，甘寒质润能生津润燥止渴。②肺热燥咳。本品主入肺经而长于泻肺热、润肺燥。③骨蒸潮热。本品兼入肾经而能滋肾阴、泻肾火、退骨蒸。④内热消渴。本品性甘寒质润，能泻肺火、滋肺阴，泻胃火、滋胃阴，泻肾火、滋肾阴，可用治阴虚内热之消渴证。⑤肠燥便秘。本品功能滋阴润燥，可用治阴虚肠燥便秘证。

【用法用量】煎服，6~12g。

【使用注意】本品性寒质润，有滑肠作用，故脾虚便溏者不宜用。

2. 天花粉

【药性】甘、微苦，微寒。归肺、胃经。

【功效】清热泻火，生津止渴，消肿排脓。

【应用】①热病烦渴。本品甘寒，既能清肺胃两经实热，又能生津止渴。②肺热燥咳。本品既能泻火以清肺热，又能生津以润肺燥。③内热消渴。本品善清肺胃热、生津止渴。④疮疡肿毒。本品既能清热泻火而解毒，又能消肿排脓以疗疮，用治疮疡初起，热毒炽盛，未成脓者可使其消散，脓已成者可溃疮排脓。

【用法用量】煎服，10~15g。

【使用注意】不宜与乌头类药材同用。

3. 栀子

【药性】苦，寒。归心、肺、三焦经。

【功效】泻火除烦，清热利湿，凉血解毒。焦栀子：凉血止血。

【应用】①热病心烦。本品苦寒清降，能清泻三焦火邪、泻心火而除烦。②湿热黄疸。本品有清利下焦肝胆湿热之功效。③血淋涩痛。本品善清利下焦湿热而通淋，清热凉血以止血。④血热吐衄。本品功能清热凉血，可用治血热妄行等证。⑤目赤肿痛。本品可清泄三焦热邪。⑥火毒疮疡。本品功能清热泻火、凉血解毒。⑦焦栀子功专凉血止血，用于血热吐血、衄血、尿血、崩漏。

【用法用量】煎服，5~10g。外用生品适量，研末调敷。

【使用注意】本品苦寒伤胃，脾虚便溏者不宜用。

4. 黄芩

【药性】苦，寒。归肺、胆、脾、胃、大肠、小肠经。

【功效】清热燥湿，泻火解毒，止血，安胎。

【应用】①湿温、暑湿见胸闷呕恶，湿热痞满、黄疸泻痢。本品性味苦寒，功能清热燥湿，善清肺、胃、胆及大肠之湿热，尤长于清中焦、上焦湿热。②肺热咳嗽、高热烦渴。本品主入肺经，善清泻肺火及上焦实热。③血热吐衄。本品能清热泻火以凉血止血。③痈肿疮毒。本品有清热泻火、清解热毒的作用。④胎动不安。本品具清热安胎之功。

【用法用量】煎服，3～10g。清热多生用，安胎多炒用，清上焦热可酒炙用，止血可炒炭用。

【使用注意】本品苦寒伤胃，脾胃虚寒者不宜使用。

5. 黄连

【药性】苦，寒。归心、脾、胃、胆、大肠经。

【功效】清热燥湿，泻火解毒。

【应用】①湿热痞满、呕吐吞酸。本品大苦大寒，清热燥湿力大于黄芩，尤长于清中焦湿热。②湿热泻痢。本品善祛脾胃大肠湿热。③高热神昏，心烦不寐，血热吐衄。本品泻火解毒之中，尤善清泻心经实火。④痈肿疔疮，目赤牙痛。本品既能清热燥湿，又能泻火解毒。⑤消渴。本品善清胃火而可用治胃火炽盛、消谷善饥之证。⑥外治湿疹、湿疮、耳道流脓。本品有清热燥湿、泻火解毒之功效，取之制为软膏外敷，可治皮肤湿疹、湿疮。取之浸汁涂患处，可治耳道流脓；煎汁滴眼，可治眼目红肿。

【用法用量】煎服，2～5g。外用适量。

【使用注意】本品大苦大寒，过服久服易伤脾胃，脾胃虚寒者忌用；苦燥易伤阴津，阴虚津伤者慎用。

6. 黄柏

【药性】苦，寒。归肾、膀胱、大肠经。

【功效】清热燥湿，泻火除蒸，解毒疗疮。

【应用】①湿热带下，热淋。本品苦寒沉降，长于清泻下焦湿热。②湿热泻痢、黄疸。③湿热脚气，痿证。④骨蒸劳热，盗汗，遗精。本品主入肾经而善泻相火、退骨蒸。⑤疮疡肿毒，湿疹瘙痒。

【用法用量】煎服，3～12g。外用适量。

7. 青黛

【药性】咸，寒。归肝、肺经。

【功效】清热解毒，凉血消斑，清肝泻火，定惊。

【应用】①温毒发斑，血热吐衄。本品寒能清热，咸以入血，故有清热解毒、凉血止血、消斑之效。②咽痛口疮，火毒疮疡。本品有清热解毒、凉血消肿之效，用治火毒疮疡，痄腮肿痛，可与寒水石共研为末，外敷患处。③咳嗽胸痛，痰中带血。本品咸寒，主清肝火，又泻肺热，且能凉血止血。④暑热惊痫，惊风抽搐。本品咸寒，善清肝火，祛暑热，有息风止痉之效。

【用法用量】内服 1.5～3g，本品难溶于水，一般作为散剂冲服，或入丸剂服用。外用适量。

【使用注意】胃寒者慎用。

8. 贯众

【药性】苦，微寒。有小毒。归肝、脾经。

【功效】清热解毒，凉血止血，杀虫。

【应用】①风热感冒，温毒发斑。本品苦寒，既能清气分之实热，又能解血分之热毒。②血热出血。本品味苦微寒，主入肝经，有凉血止血之功，主治血热所致之衄血、吐血、便血、崩漏等证，尤善治崩漏下血。③虫疾。本品有杀虫之功效。④烧烫伤及妇人带下等病证。

【用法用量】煎服，4.5～9g。杀虫及清热解毒宜生用；止血宜炒炭用。外用适量。

【使用注意】本品有小毒，用量不宜过大。服用本品时忌油腻。脾胃虚寒者及孕妇慎用。

9. 山慈菇

【药性】甘、微辛，凉。归肝、脾经。

【功效】清热解毒，消痈散结。

【应用】①痈疽疔毒，瘰疬痰核。本品味辛能散，寒能清热，故有清热解毒、消痈散结之效。②癥瘕痞块。本品有解毒散结消肿之效。③本品尚有很好的化痰作用。

【用法用量】煎服，3～9g。外用适量。

【使用注意】正虚体弱者慎用。

10. 白蔹

【药性】苦、辛，微寒。归心、胃经。

【功效】清热解毒，消痈散结，敛疮生肌。

【应用】①疮痈肿毒，瘰疬痰核。本品苦寒清泻，辛散消肿，故有清热解毒、消痈散结、敛疮生肌、消肿止痛之效。②水火烫伤，手足皲裂。本品苦寒，既能清解火热毒邪，又具敛疮生肌止痛之功效，故常用治水火烫伤，可单用本品研末外敷。③本品尚有清热凉血、收敛止血的作用。

【用法用量】煎服，4.5 ~ 9g。外用适量，煎汤外洗或研成极细粉末敷于患处。

【使用注意】脾胃虚寒者不宜服。不宜与乌头类药材同用。

11. 金龟莲（又名中华雪胆、罗锅底）

【药性】苦，寒。归脾、胃、大肠经。

【功效】清热解毒，利湿消肿，健胃止痛。

【应用】用于胃痛、溃疡病、上呼吸道感染、支气管炎、肺炎、细菌性痢疾、肠炎、泌尿系感染、败血症及其他多种感染。

【用法用量】内服：汤剂，6 ~ 9g；粉剂，0.3 ~ 0.9g。

【使用注意】过量易致呕吐、腹泻。

12. 生地黄

【药性】甘、苦，寒。归心、肝、肾经。

【功效】清热凉血，养阴生津。

【应用】①热入营血，舌绛烦渴、斑疹吐衄。②阴虚内热，骨蒸劳热。③津伤口渴，内热消渴，肠燥便秘。

【用法用量】煎服，10 ~ 15g。鲜品用量加倍，或以鲜品捣汁入药。

【使用注意】脾虚湿滞，腹满便溏者不宜使用。

13. 玄参

【药性】甘、苦、咸，微寒。归肺、胃、肾经。

【功效】清热凉血，泻火解毒，滋阴。

【应用】①温邪入营，内陷心包，温毒发斑。本品咸寒入血分而能清热凉血。②热病伤阴，津伤便秘，骨蒸劳嗽。本品甘寒质润，功能清热生津、滋阴润燥。

③目赤咽痛，瘰疬，白喉，痈肿疮毒。本品味苦、咸，性寒，既能清热凉血，又能泻火解毒。

【用法用量】煎服，10～15g。

【使用注意】脾胃虚寒、食少便溏者不宜服用。反藜芦。

14. 牡丹皮

【药性】苦、辛，微寒。归心、肝、肾经。

【功效】清热凉血，活血祛瘀。

【应用】①温毒发斑，血热吐衄。本品苦寒，入心肝血分。善清营分、血分实热，功能清热凉血止血。②温病伤阴，阴虚发热，夜热早凉、无汗骨蒸。本品味苦、辛，性寒，入血分而善于清透阴分伏热，为治无汗骨蒸之要药。③血滞经闭、痛经，跌打伤痛。本品辛行苦泄，有活血祛瘀之功效。④痈肿疮毒。本品苦、辛、寒，清热凉血之中，又善散瘀消痈。

【用法用量】煎服，6～12g。清热凉血宜生用，活血祛瘀宜酒炙用。

【使用注意】血虚有寒、月经过多及孕妇不宜用。

15. 赤芍

【药性】苦、微寒。归肝经。

【功效】清热凉血，散瘀止痛。

【应用】①温毒发斑，血热吐衄。本品苦寒入肝经血分，善清泻肝火，泄血分郁热而奏凉血、止血之功。②目赤肿痛，痈肿疮疡。③肝郁胁痛，经闭痛经，癥瘕腹痛，跌打损伤。本品苦寒入肝经血分，有活血散瘀止痛之功。

【用法用量】煎服，6～12g。

【使用注意】血寒经闭不宜用。反藜芦。

16. 紫草

【药性】甘、咸，寒。归心、肝经。

【功效】清热凉血，活血，解毒透疹。

【应用】①温病血热毒盛，斑疹紫黑，麻疹不透。本品咸寒，入肝经血分，有凉血活血、解毒透疹之功。②疮疡，湿疹，水火烫伤。本品甘寒能清热解毒，咸寒能清热凉血，并能活血消肿，治痈肿疮疡。

【用法用量】煎服，5～10g。外用适量，熬膏或用植物油浸泡外搽。

【使用注意】本品性寒而滑利，脾虚便溏者忌服。

17. 地骨皮

【药性】甘，寒。归肺、肝、肾经。

【功效】凉血除蒸，清肺降火。

【应用】①阴虚发热，盗汗骨蒸。②肺热咳嗽。本品甘寒，善清泻肺热，除肺中伏火，则清肃之令自行。③血热出血证。本品甘寒入血分，能清热、凉血、止血。④本品于清热除蒸泻火之中，尚能生津止渴。

【用法用量】煎服，9～15g。

【使用注意】外感风寒发热及脾虚便溏者不宜用。

（三）泻下药

1. 大黄

【药性】苦，寒。归脾、胃、大肠、肝、心包经。

【功效】泻下攻积，清热泻火，凉血解毒，逐瘀通经。

【应用】①积滞便秘。本品有较强的泻下作用，能荡涤肠胃、推陈致新，为治疗积滞便秘之要药。②血热吐衄，目赤咽肿。本品苦降，能使上炎之火下泻，又具清热泻火、凉血止血之功效。③热毒疮疡，烧烫伤。本品内服、外用均可。内服能清热解毒，并借其泻下通便作用，使热毒下泄；外用能泻火解毒，凉血消肿。④瘀血证。本品有较好的活血逐瘀通经作用，既可下瘀血，又清瘀热，为治疗瘀血证的常用药物。⑤湿热痢疾、黄疸、淋证。本品具有泻下通便、导湿热外出之功效，故可用治湿热蕴结之证。

【用法用量】煎服，5～15g；入汤剂应后下，或用开水泡服。外用适量。

【使用注意】本品为峻烈攻下之品，易伤正气，如非实证，不宜妄用；本品苦寒，易伤胃气，脾胃虚弱者慎用；其性沉降，且善活血祛瘀，故妇女怀孕、月经期、哺乳期应忌用。

【用药鉴别】生大黄泻下力强，久煎则泻下力减弱；酒制大黄泻下力较弱，活血作用较好，宜用于瘀血证；大黄炭则多用于出血证。

2. 芒硝

【药性】咸、苦，寒。归胃、大肠经。

【功效】泻下攻积，润燥软坚，清热消肿。

【应用】①积滞便秘。本品能泻下攻积，且性寒能清热，味咸润燥软坚，对实热积滞、大便燥结者尤为适宜。②咽痛、口疮、目赤及痈疮肿痛。本品外用有清热消肿作用。

【用法用量】10～15g，冲入药汁内或开水溶化后服。外用适量。

【使用注意】孕妇及哺乳期妇女忌用或慎用。

3. 火麻仁

【药性】甘，平。归脾、胃、大肠经。

【功效】润肠通便。

【应用】肠燥便秘。本品甘平，质润多脂，能润肠通便，且又兼有滋养补虚的作用。适用于老人、产妇及体弱津血不足的肠燥便秘证。

【用法用量】煎服，10～15g。

（四）祛风湿药

1. 雪上一枝蒿

【药性】苦、辛、温。有大毒。归肝经。

【功效】祛风湿，活血止痛。

【应用】①疼痛症。本品辛散温通，性猛善走，能祛风湿、活血脉，尤善止痛，为治疗多种疼痛的良药。②疮疡肿毒，蛇虫咬伤。本品能以毒攻毒、活血止痛，可单用泡酒外搽。

【用法用量】研末服，0.02～0.04g。外用，适量。

【使用注意】内服须经炮制并严格控制剂量，孕妇、老弱、小儿及心脏病、溃疡病患者忌服。

2. 独活

【药性】辛、苦，微温。归肾、膀胱经。

【功效】祛风湿，止痛，解表。

【应用】①风寒湿痹。本品辛散苦燥，气香温通，功善祛风湿、止痹痛，为治风湿痹痛的主药，凡风寒湿邪所致之痹证，无论新久，均可应用。②风寒夹湿表证。本品辛散温通苦燥，能散风寒湿而解表。③少阴头痛。本品善入肾经而搜伏风。④皮肤瘙痒，内服或外洗皆可。

【用法用量】煎服，3～9g。外用，适量。

3. 威灵仙

【药性】辛、咸，温。归膀胱经。

【功效】祛风湿，通络止痛，消骨鲠。

【应用】①风湿痹证。本品辛散温通，性猛善走，通行十二经，既能祛风湿，又能通经络而止痛，为治风湿痹痛的要药。②骨鲠咽喉。本品味咸，能软坚而消骨鲠，可单用或与砂糖、醋煎后慢慢咽下。③本品有宣通经络止痛之功效，可治跌打伤痛、头痛、牙痛、胃脘痛等，并能消痰逐饮。

【用法用量】煎服，6～9g。外用，适量。

【使用注意】本品辛散走窜，气血虚弱者慎服。

4. 川乌

【药性】辛、苦，热。有大毒。归心、肝、肾、脾经。

【功效】祛风湿，温经止痛。

【应用】①风寒湿痹。本品辛热升散苦燥，"疏利迅速，开通关腠，驱逐寒湿"，善于祛风除湿、温经散寒，有明显的止痛作用，为治风寒湿痹证之佳品，尤宜于寒邪偏盛之风湿痹痛。②心腹冷痛，寒疝疼痛。③跌打损伤，麻醉止痛。本品具有止痛作用，可治跌打损伤、骨折瘀肿疼痛。

【用法用量】煎服，1.5～3g；宜先煎、久煎。外用，适量。

【使用注意】孕妇忌用；不宜与贝母类、半夏、白及、白蔹、天花粉、瓜蒌类同用；内服一般应炮制用，生品内服宜慎；酒浸、酒煎服易致中毒，应慎用。

5. 草乌

【药性】、【功效】、【应用】、【用法用量】、【使用注意】与川乌同，而毒性更强。

6. 蕲蛇

【药性】甘、咸，温。有毒。归肝经。

【功效】祛风，通络，止痉。

【应用】①风湿顽痹，中风半身不遂。本品具走窜之性，性温通络，能内走脏腑、外达肌表而透骨搜风，以祛内外之风邪，为截风要药，又能通经络。②小儿惊风，破伤风。本品入肝，既能祛外风，又能息内风，风去则惊搐自定，为治抽搐痉挛的常用药。③麻风，疥癣。本品能外走肌表而祛风止痒，兼以毒攻毒，故风毒之邪壅于肌肤时，本品亦为常用之品。④以毒攻毒，可治瘰疬、梅毒、恶疮。

【用法用量】煎汤，3～9g；研末吞服，一次1～1.5g，一日2～3次；或酒浸、熬膏，入丸、散服。

【使用注意】阴虚内热者忌服。

7. 乌梢蛇

【药性】甘，平。归肝经。

【功效】祛风，通络，止痉。

【应用】①风湿顽痹，中风半身不遂。本品性走窜，能搜风邪，透关节，通经络。②小儿惊风，破伤风。本品能入肝经祛风以定惊搐。③麻风，疥癣。④瘰疬、恶疮。

【用法用量】煎服，9～12g；研末，每次2～3g；或入丸剂，酒浸服。外用，适量。

【使用注意】血虚生风者慎服。

8. 木瓜

【药性】酸，温。归肝、脾经。

【功效】舒筋活络，和胃化湿。

【应用】①风湿痹证。本品味酸入肝，益筋和血，善舒筋活络，且能祛湿除痹，尤为湿痹、筋脉拘挛要药，亦常用于腰膝关节酸重疼痛。②脚气水肿。本品温通，祛湿舒筋，为脚气、水肿的常用药。③吐泻转筋。本品温香入脾，能化湿和胃、舒筋活络而缓挛急。④本品尚有消食作用，可用于消化不良；并能生津止渴，可治津伤口渴。

【用法用量】煎服，6～9g。

【使用注意】内有郁热，小便短赤者忌服。

9. 伸筋草

【药性】微苦、辛，温。归肝经。

【功效】祛风湿，舒筋活络。

【应用】①风寒湿痹，肢软麻木。本品辛散、苦燥、温通，能祛风湿，入肝经尤善通经络。②跌打损伤。本品辛能行散，以舒筋活络、消肿止痛，治跌打损伤、瘀肿疼痛，内服外洗均可。

【用法用量】煎服，3～12g。外用，适量。

【使用注意】孕妇慎用。

10. 舒筋草

【药性】味微甘，性温。归肝、肾经。

【功效】祛风除湿，舒筋活血，明目，解毒。

【应用】①治疗风湿痹痛，腰肌劳损，跌打损伤。②女性月经不调，盗汗，结膜炎，夜盲症。③水火烫伤，疮疡肿毒，消肿除湿，小儿外感发热。

【用法用量】煎服，6～15g。

11. 松节

【药性】苦、辛，温。归肝、肾经。

【功效】祛风湿，通络止痛。

【应用】①风寒湿痹。本品辛散、苦燥、温通，能祛风湿、通经络而止痛，入肝肾而善祛筋骨间风湿，性偏温燥，尤宜于寒湿偏盛之风湿痹证。②跌打损伤。本品能通经络止痛，可治跌打损伤，瘀肿疼痛。

【用法用量】煎服，10～15g。外用，适量。

【使用注意】阴虚血燥者慎服。

12. 秦艽

【药性】辛、苦，平。归胃、肝、胆经。

【功效】祛风湿，通络止痛，退虚热，清湿热。

【应用】①风湿痹证。本品辛散苦泄，质偏润而不燥，为风药中之润剂。风湿痹痛，筋脉拘挛，骨节酸痛，无问寒热、新久均可配伍应用。②中风不遂。本品既能祛风邪、舒筋络，又善"活血荣筋"，可用于中风半身不遂、口眼㖞斜、四肢拘急、舌謇不语等。③骨蒸潮热，疳积发热。本品能退虚热、除骨蒸，亦为治虚热的要药。④湿热黄疸。本品苦以降泄，能清肝胆湿热而退黄。⑤治痔疮、肿毒等。

【用法用量】煎服，3～9g。

13. 防己

【药性】苦、辛，寒。归膀胱、肺经。

【功效】祛风湿，止痛，利水消肿。

【应用】①风湿痹证。本品辛能行散，苦寒降泄，既能祛风除湿止痛，又能清热。②水肿，小便不利，脚气。本品苦寒降利，能清热利水，善于下行而泄下焦膀胱湿热。③湿疹疮毒。本品苦以燥湿，寒以清热，可治湿疹疮毒。④本品有降血压作用，可用于高血压。

【用法用量】煎服，4.5～9g。

【使用注意】本品大苦大寒易伤胃气，胃纳不佳及阴虚体弱者慎服。

14. 海桐皮

【药性】苦、辛，平。归肝经。

【功效】祛风湿，通络止痛，杀虫止痒。

【应用】①风湿痹证。本品辛能散风，苦能燥湿，主入肝经，能祛风湿，行经络，止疼痛，达病所，尤善治下肢关节痹痛。②疥癣，湿疹。本品辛散苦燥，入血分能祛风燥湿，又能杀虫。

【用法用量】煎服，5～15g；或酒浸服。外用，适量。

15. 五加皮

【药性】辛、苦，温。归肝、肾经。

【功效】祛风湿，补肝肾，强筋骨，利水。

【应用】①风湿痹证。本品辛能散风，苦能燥湿，温能祛寒，且兼补益之功，为强壮性祛风湿药，尤宜于老人及久病体虚者。②筋骨痿软，小儿行迟，体虚乏力。本品有温补之效，能补肝肾、强筋骨，又常用于肝肾不足、筋骨痿软者。③水肿，脚气。本品能温肾而除湿利水。

【用法用量】煎服，4.5～9g；或酒浸，入丸、散服。

16. 桑寄生

【药性】苦、甘，平。归肝、肾经。

【功效】祛风湿，补肝肾，强筋骨，安胎。

【应用】①风湿痹证。本品苦能燥，甘能补，祛风湿又长于补肝肾、强筋骨，对痹证日久、伤及肝肾、腰膝酸软、筋骨无力者尤宜。②崩漏经多，妊娠漏血，胎动不安。

【用法用量】煎服，9～15g。

17. 狗脊

【药性】苦、甘，温。归肝、肾经。

【功效】祛风湿，补肝肾，强腰膝。

【应用】①风湿痹证。本品苦温能温散风寒湿邪，甘温以补肝肾、强腰膝、坚筋骨，能行能补，对肝肾不足兼有风寒湿邪之腰痛脊强、不能俯仰者最为适宜。②腰膝酸软，下肢无力。本品补肝肾、强腰膝之功，又能治肝肾虚损、腰膝酸软、下肢无力者。③本品又有温补固摄作用，可治疗阳虚遗尿、白带过多。④狗脊的绒毛有止血作用，外敷可用于金疮出血。

【用法用量】煎服，6～12g。

【使用注意】肾虚有热，小便不利，或短涩黄赤者慎服。

18. 透骨草

【药性】甘、辛，温。入肺、肝经。

【功效】祛风湿，活血，止痛。

【应用】①祛风除湿。该品辛温，辛能行散，温胜寒湿。入肝经，故能祛风除湿，如《本草纲目》曰："治筋骨一切风湿疼痛挛缩。"若因风寒湿邪侵袭肢体经络而导致肢体疼痛、麻木、屈伸不利，可选用该品，可祛风散寒胜湿，病邪去，则诸症自愈。②舒筋活络。该品辛散温通，入肝经，而肝主筋，故该品具有舒筋活络之功效。对于外感风寒之邪，经气失宣，症见肢体筋脉收缩挛急，不能舒转自如者，可选用透骨草，祛风散寒、舒筋活络治之。如《陕甘宁青中草药选》即选用该品治筋骨拘挛。③活血止痛。该品辛散温通，入肝经血分，故能活血止痛。对于一身上下、心腹腰膝、内外各种疼痛，均可选用该品治之，取其辛温善走、活血利气之功，血气通则不痛。④解毒化疹。《灵秘丹药笺》曰："疗热毒。"《杨诚经验方》选用该品治肿毒初起。《陕甘宁青中草药选》则用该品治阴囊湿疹、疮疡肿毒。透骨草治疗疮癣肿毒、阴囊湿疹，一般多煎水外洗，是因本药外洗还有引药透入经络、血脉而祛风、活血、止痛的特点。

【用法与用量】水煎服，6～9g。

（五）化湿药

1. 藿香

【药性】辛，微温。归脾、胃、肺经。

【功效】化湿，止呕，解暑。

【应用】①湿阻中焦。本品气味芳香，为芳香化湿浊的要药。②呕吐。本品既能化湿，又能和中止呕。③暑湿、湿温初期。本品既能化湿，又可解暑。

【用法用量】煎服，5～10g。鲜品加倍。

【使用注意】阴虚血燥者不宜用。

2. 苍术

【药性】辛，苦，温。归脾、胃、肝经。

【功效】燥湿健脾，祛风散寒。

【应用】①湿阻中焦证。本品苦温燥湿以祛湿浊，辛香健脾以和脾胃。②风湿痹证。本品辛散苦燥，长于祛湿，故痹证湿盛者尤宜。③风寒夹湿表证。本品辛香燥烈，能开肌腠而发汗，祛肌表之风寒表邪，又因其长于胜湿，故以风寒表证夹湿者最为适宜。④本品尚能明目，可用于夜盲症及眼目昏涩。

【用法用量】煎服，5～10g。

【使用注意】阴虚内热，气虚多汗者忌用。

3. 白豆蔻

【药性】辛，温。归肺、脾、胃经。

【功效】化湿行气，温中止呕。

【应用】①湿阻中焦及脾胃气滞证。本品可化湿行气，常与藿香、陈皮等同用；若脾虚湿阻气滞之胸腹虚胀、食少无力者，常与黄芪、白术、人参等同用。②本品辛散入肺而宣化湿邪，故还常用于湿温初起，胸闷不饥证。③呕吐。本品能行气宽中、温胃止呕，尤以胃寒湿阻、气滞呕吐最为适宜。

【用法用量】煎服，3～6g，入汤剂宜后下。

【使用注意】阴虚血燥者慎用。

4. 厚朴

【药性】苦、辛，温。归脾、胃、肺、大肠经。

【功效】燥湿消痰，下气除满。

【应用】①湿阻中焦，脘腹胀满。本品苦燥辛散，能燥湿，又下气除胀满，为消除胀满的要药。②食积气滞，腹胀便秘。本品可下气宽中，消积导滞。③痰饮喘咳。本品能燥湿消痰，下气平喘。④梅核气，本品具有燥湿消痰、下气宽中之效。

【用法用量】煎服，3～10g。或入丸、散。

【使用注意】本品辛、苦、温燥湿，易耗气伤津，故气虚津亏者及孕妇当慎用。

5. 砂仁

【药性】辛，温。归脾、胃、肾经。

【功效】化湿行气，温中止泻，安胎。

【应用】①湿阻中焦及脾胃气滞证，本品辛散温通，气味芬芳，其化湿醒脾、行气温中之效均佳。②脾胃虚寒吐泻。本品善温中暖胃以达止呕、止泻之功。③气滞妊娠恶阻及胎动不安。本品能行气和中而止呕安胎。

【用法用量】煎服，3～6g，入汤剂宜后下。

【使用注意】阴虚血燥者慎用。

（六）利湿药

1. 茯苓

【药性】甘、淡，平。归心、脾、肾经。

【功效】利水消肿，渗湿，健脾，宁心。

【应用】①水肿。本品味甘而淡，甘则能补，淡则能渗，药性平和，既可祛邪，又可扶正，利水而不伤正气，实为利水消肿之要药。②痰饮。本品善渗泄水湿。③脾虚泄泻。本品能健脾渗湿而止泻。④心悸，失眠。本品益心脾而宁心安神。

【用法用量】煎服，9～15g。

【使用注意】虚寒精滑者忌服。

附药　茯苓皮

为茯苓菌核的黑色外皮。药性同茯苓。功效为利水消肿。长于行皮肤水湿，多治皮肤水肿。用量为 15 ~ 30g。

2. 薏苡仁

【药性】甘、淡，凉。归脾、胃、肺经。

【功效】利水消肿，渗湿，健脾，除痹，清热排脓。

【应用】①水肿，小便不利，脚气。本品淡渗甘补，既利水消肿，又健脾补中。②脾虚泄泻。本品能渗除脾湿、健脾止泻，尤宜治脾虚湿盛之泄泻。③湿痹拘挛。本品渗湿除痹，能舒筋脉、缓和拘挛。④肺痈，肠痈。本品清肺肠之热，排脓消痈。

【用法用量】煎服，9 ~ 30g。清利湿热宜生用，健脾止泻宜炒用。

【使用注意】津液不足者慎用。

3. 泽泻

【药性】甘，寒。归肾、膀胱经。

【功效】利水消肿，渗湿，泄热。

【应用】①水肿，小便不利，泄泻。本品淡渗，利水作用较强。②淋证，遗精。本品性寒，既能清膀胱之热，又能泻肾经之虚火，对下焦湿热者尤为适宜。

【用法用量】煎服，5 ~ 10g。

（七）温里药

1. 附子

【药性】辛、甘，大热。有毒。归心、肾、脾经。

【功效】回阳救逆，补火助阳，散寒止痛。

【应用】①亡阳证。本品能上助心阳、中温脾阳、下补肾阳，为"回阳救逆第一品药"。②阳虚证。本品辛甘温煦，有峻补元阳、益火消阴之效，凡肾、脾、心诸脏阳气衰弱者均可应用。③寒痹证。本品气雄性悍，走而不守，能温经通络，逐经络中风寒湿邪，故有较强的散寒止痛作用。

【用法用量】煎服，3 ~ 15g；本品有毒，宜先煎 0.5 ~ 1 小时，至口尝无麻辣感为度。

【使用注意】孕妇及阴虚阳亢者忌用。反半夏、瓜蒌、贝母、白蔹、白及。生品外用，内服须炮制。若内服过量，或炮制、煎煮方法不当，可引起中毒。

2. 干姜

【药性】辛，热。归脾、胃、肾、心、肺经。

【功效】温中散寒，回阳通脉，温肺化饮。

【应用】①腹痛，呕吐，泄泻。本品辛热燥烈，主入脾胃而长于温中散寒、健运脾阳，为温暖中焦之主药。②亡阳证。本品辛热，入心、脾、肾经，有温阳守中、回阳通脉的功效，每与附子相须为用。③寒饮喘咳。本品辛热，入肺经，善能温肺散寒化饮。

【用法用量】煎服，3～10g。

【使用注意】本品辛热燥烈，阴虚内热、血热妄行者忌用。

3. 肉桂

【药性】辛、甘，大热。归肾、脾、心、肝经。

【功效】补火助阳，散寒止痛，温经通脉，引火归原。

【应用】①阳痿，宫冷。本品辛甘大热，能补火助阳，益阳消阴，作用温和持久，为治命门火衰之要药。②腹痛，寒疝。本品甘热助阳以补虚，辛热散寒以止痛，善去痼冷沉寒。③腰痛，胸痹，阴疽，闭经，痛经。本品辛散温通，能行气血、运经脉、散寒止痛。④虚阳上浮诸证。本品大热入肝、肾，能使因下元虚衰所致上浮之虚阳回归故里，故曰"引火归原"。⑤久病体虚气血不足者，在补气益血方中少量加入肉桂，有鼓舞气血生长之效。

【用法用量】煎服，1～4.5g，宜后下或焗服；研末冲服，每次1～2g。

【使用注意】阴虚火旺、里有实热、血热妄行出血及孕妇忌用。畏赤石脂。

4. 小茴香

【药性】辛，温。归肝、肾、脾、胃经。

【功效】散寒止痛，理气和胃。

【应用】①寒疝腹痛，睾丸偏坠胀痛，少腹冷痛，痛经。本品辛温，能温肾暖肝，散寒止痛。②中焦虚寒气滞证。本品辛温能温中散寒止痛，并善理脾胃之气而开胃、止呕。

【用法用量】煎服，3～6g。外用适量。

附药　八角茴香

本品为木兰科植物八角茴香（*Illicium verum* Hook．F．）的成熟果实，又名大茴香、八角。主产于亚热带地区。生用或盐水炒用。性味、功效与小茴香相似，但功力较弱，主要用作食物调味品。用法用量与小茴香同。

5. 丁香

【药性】辛，温。归脾、胃、肺、肾经。

【功效】温中降逆，散寒止痛，温肾助阳。

【应用】①胃寒呕吐、呃逆。本品辛温芳香，暖脾胃而行气滞，尤善降逆，故有温中散寒、降逆止呕、止呃之功，为治胃寒呕逆之要药。②脘腹冷痛。本品温中散寒止痛，可用治胃寒脘腹冷痛，常与延胡索、五灵脂、橘红等同用。③阳痿，宫冷。本品性味辛温，入肾经，有温肾助阳起痿之功。

【用法用量】煎服，1～3g。外用适量。

【使用注意】热证及阴虚内热者忌用。畏郁金。

附药 母丁香

本品为丁香的成熟果实，又名鸡舌香。性味功效与丁香相似，但气味较淡，功力较逊。用法用量与丁香同。

（八）理气药

1. 陈皮

【药性】辛、苦，温。归脾、肺经。

【功效】理气健脾，燥湿化痰。

【应用】①脾胃气滞证。本品辛行温通，有行气止痛、健脾和中之功，因其苦温而燥，故治寒湿阻中之气滞最宜。②呕吐、呃逆证。陈皮辛香而行，善疏理气机、调畅中焦而使之升降有序。③湿痰、寒痰咳嗽。本品既能燥湿化痰，又能温化寒痰，且辛行苦泄而能宣肺止咳，为治痰之要药。④胸痹证。本品辛行温通，入肺走胸，而能行气通痹止痛。

【用法用量】煎服，3～9g。

2. 青皮

【药性】苦、辛，温。归肝、胆、胃经。

【功效】疏肝破气，消积化滞。

【应用】①肝郁气滞证。本品辛散温通，苦泄下行而奏疏肝理气、散结止痛之功。②气滞脘腹疼痛。本品辛行温通，入胃而行气止痛。③食积腹痛。本品辛行苦降温通，有消积化滞、和降胃气、行气止痛之功。④癥瘕积聚、久疟痞块。本品气味峻烈，苦泄力大，辛散温通力强，能破气散结。

【用法用量】煎服，3～9g。醋炙疏肝止痛力强。

3. 枳实

【药性】苦、辛、酸，温。归脾、胃、大肠经。

【功效】破气除痞，化痰消积。

【应用】①胃肠积滞，湿热泻痢。本品辛行苦降，善破气除痞、消积导滞。②胸痹、结胸。本品能行气化痰以消痞，破气除满而止痛。③气滞胸胁疼痛。本品善破气行滞而止痛。④产后腹痛。

【用法用量】煎服，3～9g，大量可用至30g。炒后性较平和。

【使用注意】孕妇慎用。

附药　枳壳

性味、归经、功用与枳实同，但作用较缓和，长于行气开胸、宽中除胀。生用或麸炒用。用法用量同枳实，孕妇慎用。

4. 木香

【药性】辛、苦，温。归脾、胃、大肠、胆、三焦经。

【功效】行气止痛，健脾消食。

【应用】①脾胃气滞证。本品辛行苦泄温通，芳香气烈而味厚，善通行脾胃之气滞，既为行气止痛之要药，又为健脾消食之佳品。②泻痢里急后重。本品辛行苦降，善行大肠之气滞，为治湿热泻痢里急后重之要药。③腹痛胁痛，黄疸，疝气疼痛。本品气香醒脾，味辛能行，味苦主泄，走三焦经、胆经，故既能行气健脾又能疏肝利胆。④气滞血瘀之胸痹。本品辛行苦泄，性温通行，能通畅气机，气行则血行，故可止痛。⑤本品气烈芳香能醒脾开胃，故在补益方剂中用之，能减轻补益药的滋腻碍胃和气滞之弊，有助于消化吸收。

【用法用量】煎服，1.5～6g。生用行气力强，煨用行气力缓而实肠止泻，用于泄泻腹痛。

5. 川楝子

【药性】苦，寒。有小毒。归肝、胃、小肠、膀胱经。

【功效】行气止痛，杀虫。

【应用】①肝郁化火所致诸痛证。本品苦寒降泄，能清肝火、泄郁热、行气止痛。②虫积腹痛。本品苦寒有毒，能驱杀肠道寄生虫，味苦又能降泄气机而行气止痛。③本品苦寒有毒，能清热燥湿，杀虫而疗癣。

【用法用量】煎服，4.5～9g。外用适量。炒用寒性降低。

【使用注意】本品有毒，不宜过量或持续服用，以免中毒。又因其性寒，故脾胃虚寒者慎用。

6. 乌药

【药性】辛，温。归肺、脾、肾、膀胱经。

【功效】行气止痛，温肾散寒。

【应用】①寒凝气滞之胸腹诸痛证。本品味辛行散，性温祛寒，入肺而宣通，入脾而宽中，故能行气散寒止痛。②尿频，遗尿。本品辛散温通，入肾与膀胱而温肾散寒，缩尿止遗。

【用法用量】煎服，3～9g。

7. 香附

【药性】辛、微苦、微甘，平。归肝、脾、三焦经。

【功效】疏肝解郁，调经止痛，理气调中。

【应用】①肝郁气滞胁痛、腹痛。本品主入肝经气分，芳香辛行，善散肝气之郁结，味苦疏泄以平肝气之横逆，故为疏肝解郁、行气止痛之要药。②月经不调，痛经，乳房胀痛。本品辛行苦泄，善于疏理肝气、调经止痛，为妇科调经之要药。③脾胃气滞腹痛。本品味辛能行而长于止痛，除善疏肝解郁之外，还能入脾经，而有宽中、消食下气等作用。

【用法用量】煎服，6～9g。醋灸止痛力增强。

8. 甘松

【药性】辛、甘，温。归脾、胃经。

【功效】行气止痛，开郁醒脾。

【应用】①脘腹闷胀，疼痛。本品味辛行气，芳香醒脾，性温散寒，故能行气消胀、醒脾开胃、散寒止痛。②思虑伤脾，不思饮食。本品有开郁醒脾、行气消胀之功。③湿脚气。④单用泡汤漱口，可治牙痛。

【用法用量】煎服，3～6g。外用适量，泡汤漱口、煎汤洗脚或研末敷患处。

（九）止血药

1. 苎麻根

【药性】甘，寒。归心、肝经。

【功效】凉血止血，安胎，清热解毒。

【应用】①血热出血证。本品性寒而入血分，功能凉血止血，凡血分有热、络损血溢之诸出血证，皆可应用。②胎动不安、胎漏下血。本品既能止血，又能清热安胎，历来视为安胎之要药。③热毒痈肿。本品性寒能清热解毒，故可用治热毒痈肿，多以外用为主，常以鲜品捣敷患处。

【用法用量】煎服，10～30g；鲜品30～60g，捣汁服。外用适量，煎汤外洗，或鲜品捣敷。

2. 三七

【药性】甘、微苦，温。归肝、胃经。

【功效】化瘀止血，活血定痛。

【应用】①出血证。本品味甘微苦性温，入肝经血分，功善止血，又能化瘀生新，有止血不留瘀、化瘀不伤正的特点，对人体内外各种出血，无论有无瘀滞，均可应用，尤以有瘀滞者为宜。②跌打损伤，瘀血肿痛。本品活血化瘀而消肿定痛，为治瘀血诸证之佳品，为伤科之要药。凡跌打损伤，或筋骨折伤、瘀血肿痛等，本品皆为首选药物。可单味应用，以三七为末，黄酒或白开水送服；若皮破者，亦可用三七粉外敷。若配伍活血行气药同用，则活血定痛之功更著。本品散瘀止痛、活血消肿之功，对痈疽肿痛也有良效。③本品具有补虚强壮的作用，民间用治虚损劳伤，常与猪肉炖服。

【用法用量】多研末吞服，1～1.5g；煎服，3～10g，亦入丸、散。外用适量，研末外掺或调敷。

【使用注意】孕妇慎用。

3. 蒲黄

【药性】甘，平。归肝、心包经。

【功效】止血，化瘀，利尿。

【应用】①出血证。本品甘平，长于收敛止血，兼有活血行瘀之功，为止血行瘀之良药，有止血不留瘀的特点。②瘀血痛证。本品体轻行滞，能行血通经，消瘀止痛。③血淋尿血。本品既能止血，又能利尿通淋。

【用法用量】煎服，3～10g，包煎。外用适量，研末外掺或调敷。止血多炒用，化瘀、利尿多生用。

4. 白及

【药性】苦、甘、涩，寒。归肺、胃、肝经。

【功效】收敛止血，消肿生肌。

【应用】①出血证。本品质黏味涩，为收敛止血之要药，可用治体内外诸出血证。②痈肿疮疡、手足皲裂、水火烫伤。本品寒凉苦泄，能消散血热之痈肿；味涩质黏，能敛疮生肌，为外疡消肿生肌的常用药。对于疮疡，无论未溃或已溃均可应用。

【用法用量】煎服，3～10g；大剂量可用至30g；亦可入丸、散，入散剂，每次用2～5g；研末吞服，每次1.5～3g。外用适量。

【使用注意】不宜与乌头类药材同用。

5. 艾叶

【药性】辛、苦，温。有小毒。归肝、脾、肾经。

【功效】温经止血，散寒调经，安胎。

【应用】①出血证。本品气香味辛，温可散寒，能暖气血而温经脉，为温经止血之要药，尤宜于崩漏。②月经不调、痛经。本品能温经脉，逐寒湿，止冷痛，尤善调经，为治妇科下焦虚寒或寒客胞宫之要药。③胎动不安。本品为妇科安胎之要药。④将本品捣绒，制成艾条、艾炷等，用以熏灸体表穴位，能温煦气血、透达经络，为温灸的主要原料。

【用法用量】煎服，3～10g。外用适量。温经止血宜炒炭用，余生用。

（十）活血药

1. 川芎

【药性】辛，温。归肝、胆、心包经。

【功效】活血行气，祛风止痛。

【应用】①血瘀气滞痛证。本品辛散温通，既能活血化瘀，又能行气止痛，为"血中之气药"，具有通达气血的功效，故可治气滞血瘀之胸胁、腹部诸痛。川芎善"下调经水，中开郁结"，为妇科要药；能活血调经，可用治多种妇产科的疾病。②头痛，风湿痹痛。本品辛温升散，能"上行头目"，祛风止痛，为治头痛要药。③本品辛散温通，能祛风通络止痛，又可治风湿痹痛。

【用法用量】煎服，3～9g。

【使用注意】阴虚火旺、多汗、热盛及无瘀之出血证，以及孕妇慎用。

2. 延胡索

【药性】辛、苦，温。归心、肝、脾经。

【功效】活血，行气，止痛。

【应用】用于气血瘀滞之痛证。本品辛散温通，为活血行气止痛之良药，前人谓其能"行血中之气滞，气中血滞，故能专治一身上下诸痛"。本品为常用的止痛药，无论何种痛证，均可配伍应用。

【用法用量】煎服，3～10g。研粉吞服，每次1～3g。

3. 郁金

【药性】辛、苦，寒。归肝、胆、心经。

【功效】活血止痛，行气解郁，清心凉血，利胆退黄。

【应用】①气滞血瘀之痛证。本品味辛能行能散，既能活血，又能行气，故治气血瘀滞之痛证。②热病神昏，癫痫痰闭。③吐血、衄血、倒经、尿血、血淋。④肝胆湿热黄疸。

【用法用量】煎服，5～12g；研末服，2～5g。

【使用注意】畏丁香。

4. 姜黄

【药性】辛、苦，温。归肝、脾经。

【功效】活血行气，通经止痛。

【应用】①气滞血瘀诸痛。姜黄辛散温通，苦泄，既入血分又入气分，能活血行气而止痛。②风湿痹痛。本品辛散苦燥温通，外散风寒湿邪，内行气血，通经止痛，尤长于行肢臂而除痹痛。③本品配白芷、细辛为末外用可治牙痛，牙龈肿胀疼痛；配大黄、白芷、天花粉等外敷，可用于疮疡痈肿；单用本品外敷可用于皮癣痛痒。

【用法用量】煎服，3～10g。外用适量。

【使用注意】血虚无气滞血瘀者慎用，孕妇忌用。

5. 乳香

【药性】辛、苦，温。归心、肝、脾经。

【功效】活血行气止痛，消肿生肌。

【应用】①跌打损伤、疮疡痈肿。乳香辛香走窜，入心、肝经。味苦通泄入血，既能散瘀止痛，又能活血消痈、祛腐生肌，为外伤科要药。②气滞血瘀之痛证。本品辛散走窜，味苦通泄，既入血分，又入气分，能行血中气滞、化瘀止痛；内能宣通脏腑气血，外能透达经络，可用于一切气滞血瘀之痛证。

【用法用量】煎服，3～10g，宜炒去油用。外用适量，生用或炒用，研末外敷。

【使用注意】胃弱者慎用，孕妇及无瘀滞者忌用。

6. 没药

【药性】辛、苦，平。归心、肝、脾经。

【功效】活血止痛，消肿生肌。

【应用】没药的功效主治与乳香相似。常与乳香相须为用，治疗跌打损伤瘀滞疼痛、痈疽肿痛、疮疡溃后久不收口等一切瘀滞痛证。

【用法用量】煎服，3～10g。外用适量。

【使用注意】同乳香。

7. 五灵脂

【药性】苦、咸、甘，温。归肝经。

【功效】活血止痛，化瘀止血。

【应用】①瘀血阻滞之痛证。本品苦泄温通，专入肝经血分，善于活血化瘀止痛，为治疗瘀滞疼痛之要药。②瘀滞出血证。本品炒用，既能活血散瘀，又能止血。

【用法用量】煎服，3～10g，宜包煎。

【使用注意】血虚无瘀及孕妇慎用。"十九畏"认为人参畏五灵脂，一般不宜同用。

8. 丹参

【药性】苦，微寒。归心、心包、肝经。

【功效】活血调经，祛瘀止痛，凉血消痈，除烦安神。

【应用】①月经不调，闭经痛经，产后瘀滞腹痛。②血瘀心痛、脘腹疼痛、癥瘕积聚、跌打损伤及风湿痹证。本品善能通行血脉、祛瘀止痛，广泛应用于各种瘀血病证。③疮痈肿毒。本品性寒，既能凉血活血，又能清热消痈，可用于热毒瘀阻引起的疮痈肿毒，常配伍清热解毒药用。④热病烦躁神昏及心悸失眠。本品入心经，既可清热凉血，又可除烦安神，既能活血又能养血以安神定志。

【用法用量】煎服，5～15g。活血化瘀宜酒炙用。

【使用注意】反藜芦。孕妇慎用。

9. 红花

【药性】辛，温。归心、肝经。

【功效】活血通经，祛瘀止痛。

【应用】①血滞经闭、痛经、产后瘀滞腹痛。红花辛散温通，为活血祛瘀、通经止痛之要药。②癥瘕积聚。本品能活血通经，祛瘀消癥。③胸痹心痛、血瘀腹痛、胁痛。本品能活血通经，祛瘀止痛。④跌打损伤，瘀滞肿痛。本品善能通利血脉、消肿止痛，为治跌打损伤、瘀滞肿痛之要药。⑤瘀滞斑疹色暗。本品能活血通脉以化滞消斑。⑥红花还可用于回乳、瘀阻头痛、眩晕、中风偏瘫、喉痹、目赤肿痛等证。

【用法用量】煎服，3～10g。外用适量。

【使用注意】孕妇忌用。有出血倾向者慎用。

10. 桃仁

【药性】苦、甘，平。有小毒。归心、肝、大肠经。

【功效】活血祛瘀，润肠通便，止咳平喘。

【应用】①瘀血阻滞病证。本品味苦，入心、肝血分，善泄血滞，祛瘀力强，又称破血药，为治疗多种瘀血阻滞病证的常用药。②肺痈、肠痈。本品活血祛瘀以消痈，配清热解毒药，常用治肺痈、肠痈等证。③肠燥便秘。本品富含油脂，能润燥滑肠，故可用于肠燥便秘证。④咳嗽气喘。

【用法用量】煎服，5～10g，捣碎用；桃仁霜入汤剂宜包煎。

【使用注意】孕妇忌用。便溏者慎用。本品有毒，不可过量。

11. 大血藤

【药性】性平，味苦。归大肠、肝经。

【功效】清热解毒，活血，祛风。

【应用】用于肠痈腹痛、经闭痛经、风湿痹痛、跌打伤痛。

【用法用量】9~15g。

【使用注意】孕妇不宜多服。

12. 泽兰

【药性】苦、辛，微温。归肝、脾经。

【功效】活血调经，祛瘀消痈，利水消肿。

【应用】①血瘀经闭、痛经、产后瘀滞腹痛。②跌打损伤、瘀肿疼痛及疮痈肿毒。本品能活血祛瘀以消肿止痛。③水肿、腹水。本品既能活血祛瘀，又能利水消肿，对瘀血阻滞、水瘀互结之水肿尤为适宜。

【用法用量】煎服，10~15g。外用适量。

【使用注意】血虚及无瘀滞者慎用。

13. 牛膝

【药性】苦、甘、酸，平。归肝、肾经。

【功效】活血通经，补肝肾，强筋骨，利水通淋，引火（血）下行。

【应用】①瘀血阻滞之经闭、痛经、经行腹痛、胞衣不下及跌仆伤痛。本品活血祛瘀力较强，性善下行，长于活血通经，其活血祛瘀作用有疏利降泄之特点。②腰膝酸痛、下肢痿软。牛膝既能活血祛瘀，又能补益肝肾、强筋健骨，兼能祛除风湿。③淋证、水肿、小便不利。本品性善下行，既能利水通淋，又能活血祛瘀。④火热上炎、阴虚火旺之头痛、眩晕、齿痛、口舌生疮、吐血、衄血。本品味苦善泄降，能导热下泄，引血下行，以降上炎之火。

【用法用量】煎服，6~15g。活血通经、利水通淋、引火（血）下行宜生用；补肝肾、强筋骨宜酒炙用。

【使用注意】本品为动血之品，性专下行，孕妇及月经过多者忌服。中气下陷，脾虚泄泻，下元不固，多梦遗精者慎用。

14. 鸡血藤

【药性】苦、微甘，温。归肝、肾经。

【功效】行血补血，调经，舒筋活络。

【应用】①月经不调、痛经、闭经。本品苦而不燥，温而不烈，行血散瘀，调经止痛，性质和缓，同时又兼补血作用。②风湿痹痛，手足麻木，肢体瘫痪及血虚萎黄。本品行血养血、舒筋活络，为治疗经脉不畅、络脉不和病证的常用药。

【用法用量】煎服，10～30g。或浸酒服，或熬膏服。

15. 土鳖虫

【药性】咸，寒。有小毒。归肝经。

【功效】破血逐瘀，续筋接骨。

【应用】①跌打损伤，筋伤骨折，瘀肿疼痛。本品咸寒入血，主入肝经，性善走窜，能活血消肿止痛，续筋接骨疗伤，为伤科常用药，尤多用于骨折筋伤、瘀血肿痛。②血瘀经闭，产后瘀滞腹痛，积聚痞块。本品入肝经血分，能破血逐瘀而消积通经，常用于经产瘀滞之证及积聚痞块。

【用法用量】煎服，3～10g；研末服，1～1.5g，黄酒送服。外用适量。

【使用注意】孕妇忌服。

16. 马钱子

【药性】苦，寒。有大毒。归肝、脾经。

【功效】散结消肿，通络止痛。

【应用】①跌打损伤，骨折肿痛。本品善散结消肿止痛，为伤科疗伤止痛之佳品。②痈疽疮毒，咽喉肿痛。本品苦泄有毒，能散结消肿、攻毒止痛。③风湿顽痹，麻木瘫痪。本品善能搜筋骨间风湿，开通经络，透达关节，止痛力强，是治疗风湿顽痹、拘挛疼痛、麻木瘫痪之常用药。

【用法用量】0.3～0.6g，炮制后入丸、散用。外用适量，研末调涂。

【使用注意】内服不宜生用及多服、久服。本品所含有毒成分能被皮肤吸收，故外用亦不宜大面积涂敷。孕妇禁用，体虚者忌用。

17. 自然铜

【药性】辛，平。归肝经。

【功效】散瘀止痛，接骨疗伤。

【应用】跌打损伤，骨折筋断，瘀肿疼痛。本品味辛而散，入肝经血分，功能活血散瘀、续筋接骨，尤长于促进骨折的愈合，为伤科要药，外敷、内服均可。

【用法用量】煎服，10～15g。入丸、散，醋淬研末服每次0.3g。外用适量。

【使用注意】不宜久服。凡阴虚火旺、血虚无瘀者慎用。

18. 苏木

【药性】甘、咸、辛，平。归心、肝经。

【功效】活血疗伤，祛瘀通经。

【应用】①跌打损伤，骨折筋伤，瘀滞肿痛。②血滞经闭，产后瘀阻腹痛，痛经，心腹疼痛，痈肿疮毒等。本品功能活血祛瘀、通经止痛，为妇科瘀滞经产诸证及其他瘀滞病证的常用药。

【用法用量】煎服，3～10g。外用适量，研末撒敷。

【使用注意】月经过多和孕妇忌用。

19. 骨碎补

【药性】苦，温。归肝、肾经。

【功效】活血续伤，补肾强骨。

【应用】①跌打损伤或创伤，筋骨损伤，瘀滞肿痛。本品能活血散瘀、消肿止痛、续筋接骨，以其入肾治骨，能治骨伤骨碎而得名，为伤科要药。②肾虚腰痛脚弱，耳鸣耳聋，牙痛，久泻。本品苦温入肾，能温补肾阳、强筋健骨，可治肾虚之证。③本品还可用于斑秃、白癜风等病证的治疗。

【用法用量】煎服，10～15g。外用适量，研末调敷或鲜品捣敷，亦可浸酒擦患处。

【使用注意】阴虚火旺，血虚风燥慎用。

20. 血竭

【药性】甘、咸，平。归肝经。

【功效】活血定痛，化瘀止血，敛疮生肌。

【应用】①跌打损伤、瘀滞心腹疼痛。本品入血分而散瘀止痛，为伤科及其他瘀滞痛证要药。②外伤出血。本品既能散瘀，又能止血，止血不留瘀，适用于瘀血阻滞、血不归经的出血病证，如外伤出血，血痔肠风等。③疮疡不敛。本品外用，有敛疮生肌之功，可用治疮疡久溃不敛之证。

【用法用量】内服：多入丸、散，研末服，每次 1 ~ 2g。外用适量，研末外敷。

【使用注意】无瘀血者不宜用，孕妇及月经期忌用。

21. 儿茶

【药性】苦、涩，凉。归心、肺经。

【功效】活血疗伤，止血生肌，收湿敛疮，清肺化痰。

【应用】①跌打伤痛、出血。本品性涩，既能活血散瘀，又能收敛止血，可用于多种内外伤出血病证。②疮疡，湿疮，牙疳，下疳，痔疮。本品苦燥性凉，能解毒收湿、敛疮生肌，故外用可治疗多种外科疮疡、痔疮等病证。③肺热咳嗽。

【用法用量】内服：1 ~ 3g，多入丸、散；入煎剂可适当加量，宜布包。外用适量，研末撒或调敷。

22. 刘寄奴

【药性】苦，温。归心、肝、脾经。

【功效】散瘀止痛，疗伤止血，破血通经，消食化积。

【应用】①跌打损伤，肿痛出血。本品温散善走，能活血散瘀、止痛止血而疗伤。②血瘀经闭、产后瘀滞腹痛。③食积腹痛、赤白痢疾。本品气味芳香，既能醒脾开胃，又能消食化积。

【用法用量】煎服，3 ~ 10g。外用适量，研末撒或调敷，亦可鲜品捣烂外敷。

【使用注意】孕妇慎用。

23. 莪术

【药性】辛、苦，温。归肝、脾经。

【功效】破血行气，消积止痛。

【应用】①癥瘕积聚、经闭及心腹瘀痛。莪术苦泄辛散温通，既入血分，又入气分，能破血散瘀，消癥化积，行气止痛。②食积脘腹胀痛。本品能行气止痛，消食化积。③本品既破血祛瘀，又消肿止痛，可用于跌打损伤、瘀肿疼痛，常与其他祛瘀疗伤药同用。

【用法用量】煎服，3 ~ 15g。醋制后可加强祛瘀止痛作用。外用适量。

【使用注意】孕妇及月经过多者忌用。

24. 三棱

【药性】辛、苦，平。归肝、脾经。

【功效】破血行气，消积止痛。

【应用】所治病证与莪术基本相同，常相须为用。然三棱偏于破血，莪术偏于破气。

【用法用量】煎服，3～10g。醋制后可加强祛瘀止痛作用。

【使用注意】孕妇及月经过多忌用。

25. 穿山甲

【药性】咸，微寒。归肝、胃经。

【功效】活血消癥，通经，下乳，消肿排脓。

【应用】①癥瘕，经闭。本品善于走窜，性专行散，既能活血祛瘀，又能消癥通经。②风湿痹痛，中风瘫痪。本品性善走窜，内达脏腑，外通经络，活血祛瘀力强，能通利经络，透达关节。③产后乳汁不下。本品活血走窜，擅长通经下乳，为治疗产后乳汁不下之要药。④痈肿疮毒，瘰疬。本品能活血消痈、消肿排脓，可使脓未成者消散，已成脓者速溃，为治疗疮疡肿痛之要药。

【用法用量】煎服，3～10g。研末吞服，每次1～1.5g。

【使用注意】孕妇慎用。痈肿已溃者忌用。

26. 紫荆皮

【药性】苦、平。入肝、脾经。

【功效】活血通经，消肿解毒。

【应用】①治风寒湿痹，经闭，痛经，喉痹，跌打损伤。②治痈肿，癣疥，蛇虫咬伤。

【用法用量】水煎服：6～12g，外用研末调敷。

【使用注意】孕妇忌服。

（十一）化痰药

1. 半夏

【药性】辛，温。有毒。归脾、胃、肺经。

【功效】燥湿化痰，降逆止呕，消痞散结；外用消肿止痛。

【应用】①湿痰，寒痰证。本品味辛性温而燥，为燥湿化痰、温化寒痰之要药。尤善治脏腑之湿痰。②呕吐。半夏味苦，降逆和胃，为止呕要药。各种原因的呕吐，皆可随症配伍用之。③心下痞，结胸，梅核气。④瘿瘤，痰核，痈疽肿毒及毒蛇咬伤。本品内服能消痰散结，外用能消肿止痛。

【用法用量】煎服，3～10g，一般宜制过用。

【使用注意】不宜与乌头类药材同用。其性温燥，阴虚燥咳、血证、热痰、燥痰应慎用。

2. 天南星

【药性】苦、辛，温。有毒。归肺、肝、脾经。

【功效】燥湿化痰，祛风解痉；外用散结消肿。

【应用】①湿痰、寒痰证。本品性温而燥，有较强的燥湿化痰之功。②风痰眩晕、中风、癫痫、破伤风。本品归肝经，走经络，善祛风痰而止痉厥。③痈疽肿痛，蛇虫咬伤。本品外用能消肿散结止痛。治痈疽肿痛、痰核，可研末醋调敷；治毒蛇咬伤，可配雄黄外敷。

【用法用量】煎服，3～10g，多制用。外用适量。

【使用注意】阴虚燥痰及孕妇忌用。

3. 川贝母

【药性】苦、甘，微寒。归肺、心经。

【功效】清热润肺，化痰止咳。

【应用】用于肺热燥咳，干咳少痰，阴虚劳嗽，咯痰带血。

【用法用量】煎服，3～10g。

【使用注意】不宜与乌头同用。脾胃虚寒及有寒痰者慎用。

4. 浙贝母

【药性】苦，寒。归肺、心经。

【功效】清热化痰，散结消痈。

【应用】①风热、痰热咳嗽。本品功似川贝母而偏苦泄，长于清化热痰、降泄肺气。②瘰疬，瘿瘤，乳痈疮毒，肺痈。

【用法用量】煎服，3～10g。

【使用注意】同川贝母。

（十二）祛风药

1. 钩藤

【药性】甘，凉。归肝、心包经。

【功效】清热平肝，息风定惊。

【应用】①头痛，眩晕。本品性凉，主入肝经，既能清肝热，又能平肝阳，故可用治肝火上攻或肝阳上亢之头胀头痛、眩晕等症。②肝风内动，惊痫抽搐。本品入肝、心包经，有和缓的息风止痉作用，又能清泻肝热。③本品具有轻清疏泄之性，能清热透邪。

【用法用量】煎服，3~12g；入煎剂宜后下。

2. 天麻

【药性】甘，平。归肝经。

【功效】息风止痉，平抑肝阳，祛风通络。

【应用】①肝风内动，惊痫抽搐。本品主入肝经，功能息风止痉，且味甘质润，药性平和。②眩晕，头痛。本品既息肝风，又平肝阳，为治眩晕、头痛之要药。不论虚证、实证，随不同配伍皆可应用。③肢体麻木，手足不遂，风湿痹痛。本品能祛外风，通经络，止痛。

【用法用量】煎服，3~9g。研末冲服，每次1~1.5g。

3. 猴骨

【药性】酸，平。归心、肝经。

【功效】祛风除湿，镇惊。

【应用】用于风寒湿痹，四肢麻木，惊痫。

【用法用量】入丸散常用量3~10g。用时需炒制入药。

4. 地龙

【药性】咸，寒。归肝、脾、膀胱经。

【功效】清热定惊，通络，平喘，利尿。

【应用】①高热惊痫，癫狂。本品性寒，既能息风止痉，又善于清热定惊。②气虚血滞，半身不遂。③痹证。本品长于通络止痛。④肺热哮喘。本品性寒降泄，长于清肺平喘。⑤小便不利，尿闭不通。本品咸寒走下入肾，能清热结而利水道。

【用法用量】煎服，4.5～9g。鲜品10～20g。研末吞服，每次1～2g。外用适量。

5. 全蝎

【药性】辛，平。有毒。归肝经。

【功效】息风镇痉，攻毒散结，通络止痛。

【应用】①痉挛抽搐。本品主入肝经，性善走窜，既平息肝风，又搜风通络，有良好的息风止痉之效，为治痉挛抽搐之要药。②疮疡肿毒，瘰疬结核。本品味辛，有毒，故有散结、攻毒之功，多作外敷用。③风湿顽痹。本品善于通络止痛，对风寒湿痹久治不愈、筋脉拘挛，甚则关节变形之顽痹，作用颇佳。④顽固性偏正头痛。本品搜风通络止痛之效较强，用治偏正头痛。

【用法用量】煎服，3～6g。研末吞服，每次0.6～1g。外用适量。

【使用注意】本品有毒，用量不宜过大。孕妇慎用。

6. 蜈蚣

【药性】辛，温。有毒。归肝经。

【功效】息风镇痉，攻毒散结，通络止痛。

【应用】①痉挛抽搐。本品性温，性善走窜，通达内外，搜风定搐力强。②疮疡肿毒，瘰疬结核。③风湿顽痹。本品有良好的通络止痛功效。④顽固性头痛。本品搜风，通络止痛。

【用法用量】煎服，3～5g。研末冲服，每次0.6～1g。外用适量。

【使用注意】本品有毒，用量不宜过大。孕妇忌用。

7. 僵蚕

【药性】咸、辛，平。归肝、肺、胃经。

【功效】祛风定惊，化痰散结。

【应用】①惊痫抽搐。本品咸辛平，入肝、肺经，既能息风止痉，又能化痰定惊。②风中经络，口眼㖞斜。③风热头痛，目赤，咽痛，风疹瘙痒。本品辛散，入肝、肺经，有祛外风、散风热、止痛、止痒之功。④痰核，瘰疬。本品味咸，能软坚散结，又兼可化痰。

【用法用量】煎服，5～9g。研末吞服，每次1～1.5g；散风热宜生用，其他多制用。

（十三）开窍药

1. 麝香

【药性】辛，温。归心、脾经。

【功效】开窍醒神，活血通经，消肿止痛。

【应用】①闭证神昏。麝香辛温，气极香，走窜之性甚烈，有很强的开窍通闭、辟秽化浊作用，为醒神回苏之要药。②疮疡肿毒，瘰疬痰核，咽喉肿痛。本品辛香行散，有良好的活血散结、消肿止痛作用，用治上述诸症，内服、外用均有良效。③血瘀经闭，癥瘕，心腹暴痛，头痛，跌打损伤，风寒湿痹。本品辛香，开通走窜，可行血中之瘀滞，开经络之壅遏，而具活血通经、止痛之效。④难产，死胎，胞衣不下。本品活血通经，辛香走窜，力达胞宫，有催生下胎之效。

【用法用量】入丸、散，每次0.03～0.1g。外用适量。不宜入煎剂。

【使用注意】孕妇禁用。

2. 冰片

【药性】辛、苦，微寒。归心、脾、肺经。

【功效】开窍醒神，清热止痛。

【应用】①闭证神昏。本品味辛气香，有开窍醒神之功效，功似麝香但力较弱，两者常相须为用。冰片性偏寒凉，为凉开之品，更宜用于热病神昏。②目赤肿痛，喉痹口疮。本品苦寒，有清热止痛、泻火解毒、明目退翳、消肿之功。③疮疡肿痛，疮溃不敛，水火烫伤。

【用法用量】入丸、散，每次0.15～0.3g。外用适量，研粉点敷患处。不宜入煎剂。

【使用注意】孕妇慎用。

3. 石菖蒲

【药性】辛、苦，温。归心、胃经。

【功效】开窍醒神，化湿和胃，宁神益志。

【应用】①痰蒙清窍，神志昏迷。本品辛开苦燥温通，芳香走窜，不但有开窍醒神之功，且兼具化湿、豁痰、辟秽之效。②湿阻中焦，脘腹痞满，胀闷疼痛。本品辛温芳香，善化湿浊、醒脾胃、行气滞、消胀满。③噤口痢。本品芳香化湿、燥湿，又行胃肠之气。④健忘，失眠，耳鸣，耳聋。本品入心经，开心窍、益心智、安心神、聪耳明目。⑤声音嘶哑、痈疽疮疡、风湿痹痛、跌打损伤等证。

【用法用量】煎服，3～9g。鲜品加倍。

（十四）补虚药

1. 人参

【药性】甘、微苦，平。归肺、脾、心经。

【功效】大补元气，补脾益肺，生津，安神益智。

【应用】①元气虚脱证。本品能大补元气，复脉固脱，为拯危救脱要药。适用于因大汗、大泻、大失血或大病、久病所致元气虚极欲绝，气短神疲，脉微欲绝的重危证候。②肺、脾、心、肾气虚证。本品为补肺要药，可改善短气喘促、懒言声微等肺气虚衰症状。本品亦为补脾要药，可改善倦怠乏力、食少便溏等脾气虚衰症状。本品又能补益心气，可改善心悸怔忡、胸闷气短、脉虚等心气虚衰症状，并能安神益智，治疗失眠多梦，健忘。本品还有补益肾气作用，不仅可用于肾不纳气的短气虚喘，还可用于肾虚阳痿。③热病气虚津伤口渴及消渴。热邪不仅容易伤津，而且亦会耗气，对于热病气津两伤、口渴、脉大无力者，本品既能补气，又能生津。

【用法用量】煎服，3～19g；挽救虚脱可用15～30g。宜文火另煎分次兑服。野山参研末吞服，每次2g，日服2次。

【使用注意】不宜与藜芦同用。

2. 西洋参

【药性】甘、微苦，凉。归肺、心、肾、脾经。

【功效】补气养阴，清热生津。

【应用】①气阴两伤证。本品能补益元气，但作用弱于人参；其药性偏凉，兼能清火养阴生津。②肺气虚及肺阴虚证。本品能补肺气，兼能养肺阴、清肺火，适用于火热耗伤肺脏气阴所致的短气喘促、咳嗽痰少，或痰中带血等症。本品还能补心气、益脾气，并兼能养心阴、滋脾阴。③热病气虚津伤口渴及消渴。本品不仅能补气、养阴生津，还能清热，适用于热伤气津所致的身热汗多、口渴心烦、体倦少气、脉虚数者。

【用法用量】另煎兑服，3～6g。

【使用注意】据《药典》记载，本品不宜与藜芦同用。

3. 党参

【药性】甘，平。归脾、肺经。

【功效】补脾肺气，补血，生津。

【应用】①脾肺气虚证。本品性味甘平，主归脾、肺经，以补脾、肺之气为主要作用。②气血两虚证。本品既能补气，又能补血。③气津两伤证。本品对热伤气津之气短口渴，亦有补气生津作用。④本品亦常与解表药、攻下药等祛邪药配伍，用于气虚外感或里实热结而气血亏虚等邪实正虚之证，以扶正祛邪，使攻邪而正气不伤。

【用法用量】煎服，9～30g。

【使用注意】据《药典》记载，本品不宜与藜芦同用。

4. 黄芪

【药性】甘，微温。归脾、肺经。

【功效】健脾补中，升阳举陷，益卫固表，利尿，托毒生肌。

【应用】①脾气虚证。本品甘温，善入脾胃，为补中益气要药。用于脾气虚弱，倦怠乏力，食少便溏者。②肺气虚证。本品入肺又能补益肺气。③气虚自汗证。本品能补脾肺之气，益卫固表。④气血亏虚，疮疡难溃难腐，或溃久难敛。本品以其补气之功还能收托毒生肌之效。疮疡中期，正虚毒盛不能托毒外达，疮形平塌，根盘散漫，难溃难腐者，可用本品补气生血、扶助正气、托脓毒外出。⑤痹证、中风后遗症等气虚而致血滞，筋脉失养，症见肌肤麻木或半身不遂者，亦常用本品补气以行血。

【用法用量】煎服，9～30g。蜜炙可增强其补中益气的作用。

5. 白术

【药性】甘、苦，温。归脾、胃经。

【功效】健脾益气，燥湿利尿，止汗，安胎。

【应用】①脾气虚证。本品甘苦性温，主归脾胃经，以健脾、燥湿为主要作用，被前人誉为"脾脏补气健脾第一要药"。②气虚自汗。本品对于脾气虚弱，卫气不固，表虚自汗者，其作用与黄芪相似而力稍逊，亦能补脾益气，固表止汗。③脾虚胎动不安。本品还能益气安胎。

【用法用量】煎服，6～12g。炒用可增强补气健脾止泻作用。

【使用注意】本品性偏温燥，热病伤津及阴虚燥渴者不宜。

6. 山药

【药性】甘，平。归脾、肺、肾经。

【功效】补脾养胃，生津益肺，补肾涩精。

【应用】①脾虚证。本品性味甘平，能补脾益气，滋养脾阴。②肺虚证。本品又能补肺气，兼能滋肺阴。其补肺之力虽较和缓，但对肺脾气阴俱虚者，补土亦有助于生金。③肾虚证。本品还能补肾气，兼能滋养肾阴，对肾脾俱虚者，其补后天亦有助于充养先天。④消渴气阴两虚证。消渴一病，与脾、肺、肾有关，气阴两虚为其主要病机。本品既补脾、肺、肾之气，又补脾、肺、肾之阴。

【用法用量】煎服，15～30g。麸炒可增强补脾止泻作用。

7. 甘草

【药性】甘，平。归心、肺、脾、胃经。

【功效】补脾益气，祛痰止咳，缓急止痛，清热解毒，调和诸药。

【应用】①心气不足之脉结代、心动悸。本品能补益心气，益气复脉。②脾气虚证。本品味甘，善入中焦，具有补益脾气之力。③咳喘。本品能止咳，兼能祛痰，还略具平喘作用。单用有效。可随症配伍用于寒热虚实多种咳喘，有痰无痰均宜。④脘腹、四肢挛急疼痛。本品味甘能缓急，善于缓急止痛。⑤热毒疮疡、咽喉肿痛及药物、食物中毒。本品还长于解毒，应用十分广泛。生品药性微寒，可清解热毒。用治热毒疮疡，可单用煎汤浸渍，或熬膏内服。⑥调和药性。

【用法用量】煎服，1.5～9g。生用性微寒，可清热解毒；蜜炙药性微温，并可增强补益心脾之气及润肺止咳作用。

【使用注意】本品不宜与海藻、甘遂、大戟、芫花同用。

8. 大枣

【药性】甘，温。归脾、胃、心经。

【功效】补中益气，养血安神。

【应用】①脾虚证。本品甘温，能补脾益气，适用于脾气虚弱之消瘦、倦怠乏力、便溏等症。②脏躁及失眠证。本品能养心安神，为治疗心失充养，心神无主而脏躁的要药。③本品与部分药性峻烈或有毒的药物同用，有保护胃气、缓和其毒烈药性之效。

【用法用量】劈破煎服，6～15g。

9. 蜂蜜

【药性】甘，平。归肺、脾、大肠经。

【功能】补中，润燥，止痛，解毒。

【应用】①脾气虚弱及中虚脘腹挛急疼痛。本品亦为富含营养成分的补脾益气药，宜用于脾气虚弱，营养不良者。可作为食品服用。尤多作为补脾益气丸剂、膏剂的赋形剂，或作为炮炙补脾益气药的辅料。②肺虚久咳及燥咳证。本品既能补气益肺，又能润肺止咳，还可补土以生金。③便秘。本品有润肠通便之效。④解乌头类药毒。本品与乌头类药物同煎，可降低其毒性。⑤本品外用，对疮疡肿毒有解毒消疮之效；对溃疡、烧烫伤有解毒防腐、生肌敛疮之效。

【用法用量】煎服或冲服，15～30g，大剂量30～60g。外用适量，本品作为栓剂肛内给药，通便效果较口服更捷。

【使用注意】本品助湿壅中，又能润肠，故湿阻中满及便溏、泄泻者慎用。

10. 鹿茸

【药性】甘、咸，温。归肾、肝经。

【功效】补肾阳，益精血，强筋骨，调冲任，托疮毒。

【应用】①肾阳虚衰，精血不足证。本品甘温补阳，甘咸滋肾，禀纯阳之性，具生发之气，故能壮肾阳、益精血。②肾虚骨弱，腰膝无力或小儿五迟。③妇女冲任虚寒，崩漏带下。本品补肾阳、益精血而兼能固冲任、止带下。④疮疡久溃不敛，阴疽疮肿内陷不起。本品补阳气、益精血而达到温补内托的目的。

【用法用量】研末吞服，1～2g，或入丸、散。

【使用注意】服用本品宜从小量开始，缓缓增加，不可骤用大量，以免阳升风动，头晕目赤，或伤阴动血。凡发热者均当忌服。

附药 鹿角 鹿角胶 鹿角霜

鹿角 为梅花鹿和各种雄鹿已骨化的角。味咸，性温。归肝、肾经。功能补肾助阳，强筋健骨。可做鹿茸之代用品，唯效力较弱。兼活血散瘀消肿。临床多用于疮疡肿毒、乳痈、产后瘀血腹痛、腰痛、胞衣不下等。内服或外敷均可。用量 5 ~ 15g，水煎服或研末服。外用磨汁涂或锉末敷。阴虚火旺者忌服。

鹿角胶 为鹿角煎熬浓缩而成的胶状物。味甘、咸，性温。归肝、肾经。功能补肝肾，益精血。功效虽不如鹿茸之峻猛，但比鹿角为佳，并有良好的止血作用。适用于肾阳不足，精血亏虚，虚劳羸瘦，吐衄便血、崩漏之偏于虚寒者，以及阴疽内陷等。用量 5 ~ 15g。用开水或黄酒加温烊化服，或入丸、散膏剂。阴虚火旺者忌服。

鹿角霜 为鹿角熬膏所存残渣。味咸，性温。归肝、肾经。功能补肾助阳，似鹿角而力较弱，但具收敛之性，而有涩精、止血、敛疮之功。内服治崩漏、遗精，外用治创伤出血及疮疡久溃不敛。用量 10 ~ 25g。外用适量。阴虚火旺者忌服。

11. 紫河车

【药性】甘、咸，温。归肺、肝、肾经。

【功效】补肾益精，养血益气。

【应用】①阳痿遗精、腰酸、头晕耳鸣。本品补肾阳，益精血，可用于肾阳不足，精血衰少诸证。②气血不足诸证。如产后乳汁缺少、面色萎黄消瘦、体倦乏力等，本品尚补益气血。③肺肾两虚之咳喘。本品可以补肺气，益肾精，纳气平喘。

【用法用量】1.5 ~ 3g，研末装胶囊服，也可入丸、散。如用鲜胎盘，每次半个至 1 个，水煮服食。

12. 淫羊藿

【药性】辛、甘，温。归肾、肝经。

【功效】补肾壮阳，祛风除湿。

【应用】①肾阳虚衰，阳痿尿频，腰膝无力。本品辛甘性温燥烈，长于补肾壮阳。②风寒湿痹，肢体麻木。本品辛温散寒，祛风胜湿，入肝肾，强筋骨，可用于风湿痹痛、筋骨不利及肢体麻木。

【用法用量】煎服，3～15g。

【使用注意】阴虚火旺者不宜服。

13. 巴戟天

【药性】辛、甘，微温。归肾、肝经。

【功效】补肾助阳，祛风除湿。

【应用】①肾阳虚阳痿、宫冷不孕、小便频数。本品补肾助阳，甘润不燥。②风湿腰膝疼痛及肾虚腰膝酸软无力。本品补肾阳、强筋骨、祛风湿，对肾阳虚兼风湿之证为宜，多与补肝肾、祛风湿药同用。

【用法用量】水煎服，5～15g。

【使用注意】阴虚火旺及有热者不宜服。

14. 杜仲

【药性】甘，温。归肝、肾经。

【功效】补肝肾，强筋骨，安胎。

【应用】①肾虚腰痛及各种腰痛。以其补肝肾、强筋骨，肾虚腰痛尤宜。其他腰痛用之，均有扶正固本之效。②胎动不安或习惯性堕胎。

【用法用量】煎服，10～15g。

【使用注意】炒用破坏其胶质有利于有效成分煎出，故比生用效果好。本品为温补之品，阴虚火旺者慎用。

15. 续断

【药性】苦、辛，微温。归肝、肾经。

【功效】补益肝肾，强筋健骨，止血安胎，疗伤续折。

【应用】①阳痿不举，遗精遗尿。本品甘温助阳，辛温散寒。②腰膝酸痛，寒湿痹痛。本品甘温助阳，辛以散瘀，兼有补益肝肾、强健壮骨、通利血脉之功。③崩漏下血，胎动不安。本品补益肝肾，调理冲任，有固本安胎之功。③跌打损伤，筋伤骨折。本品辛温破散之性，善能活血祛瘀；甘温补益之功，又能壮骨强筋，而有续筋接骨、疗伤止痛之能。用治跌打损伤，瘀血肿痛，筋伤骨折。④活血祛瘀止痛，常配伍清热解毒之品，用治痈肿疮疡，血瘀肿痛。

【用法用量】煎服，9～15g，或入丸、散。外用适量研末敷。崩漏下血宜炒用。

【使用注意】风湿热痹者忌服。

16. 肉苁蓉

【药性】甘、咸，温。归肾、大肠经。

【功效】补肾助阳，润肠通便。

【应用】①肾阳亏虚，精血不足之阳痿早泄、宫冷不孕、腰膝酸痛、痿软无力。本品味甘能补，甘温助阳，质润滋养，咸以入肾，为补肾阳、益精血之良药。②肠燥津枯便秘。本品甘咸质润入大肠，可润肠通便。

【用法用量】煎服，10 ~ 15g。

【使用注意】本品能助阳、滑肠，故阴虚火旺及大便泄泻者不宜服。肠胃实热之大便秘结亦不宜服。

17. 锁阳

【药性】甘，温。归肝、肾、大肠经。

【功效】补肾助阳，润肠通便。

【应用】①肾阳亏虚，精血不足之阳痿、不孕、下肢痿软、筋骨无力等。②血虚津亏肠燥便秘。

【用法用量】煎服，10 ~ 15g。

【使用注意】阴虚阳亢、脾虚泄泻、实热便秘均忌服。

18. 补骨脂

【药性】苦、辛，温。归肾、脾经。

【功效】补肾壮阳，固精缩尿，温脾止泻，纳气平喘。

【应用】①肾虚阳痿、腰膝冷痛。②肾虚遗精、遗尿、尿频。③脾肾阳虚，五更泄泻。④肾不纳气，虚寒喘咳。

【用法用量】煎服，5 ~ 15g。

【使用注意】本品性质温燥，能伤阴助火，故阴虚火旺及大便秘结者忌服。

19. 豹骨（狗骨代）

【药性】性微温，味辛。入肝、肾经。

【功效】追风定痛，强壮筋骨。

【应用】治筋骨疼痛，风寒湿痹，四肢拘挛屈伸不得、麻木，腰膝酸楚。

【用法用量】内服煎汤，9 ~ 15g；或烧灰研末冲，每次 3g，每日 9g；或浸酒；

或入丸、散（狗骨用量增加 2～3 倍）。

【使用注意】血虚火盛者慎服。

20. 菟丝子

【药性】辛、甘，平。归肾、肝、脾经。

【功效】补肾益精，养肝明目，止泻安胎。

【应用】①肾虚腰痛、阳痿遗精、尿频及宫冷不孕。②肝肾不足，目暗不明。③脾肾阳虚，便溏泄泻。④肾虚胎动不安。⑤本品可治肾虚消渴，如《全生指迷方》单用本品研末蜜丸服，治消渴。

【用法用量】煎服，10～20g。

【使用注意】本品为平补之药，但偏补阳，阴虚火旺、大便燥结、小便短赤者不宜服。

21. 当归

【药性】甘、辛，温。归肝、心、脾经。

【功效】补血调经，活血止痛，润肠通便。

【应用】①血虚诸证。本品甘温质润，长于补血，为补血之圣药。②血虚血瘀之月经不调、经闭、痛经等。③虚寒性腹痛、跌打损伤、痈疽疮疡、风寒痹痛等。本品辛行温通，为活血行气之要药。④血虚肠燥便秘。本品补血以润肠通便，可用治血虚肠燥便秘。

【用法用量】煎服，5～15g。

【使用注意】湿盛中满、大便泄泻者忌服。

22. 熟地黄

【药性】甘，微温。归肝、肾经。

【功效】补血养阴，填精益髓。

【应用】①血虚诸证。本品甘温质润，补阴益精以生血，为养血补虚之要药。②肝肾阴虚诸证。本品质润入肾，善滋补肾阴，填精益髓，为补肾阴之要药。古人谓之"大补五脏真阴""大补真水"。

【用法用量】煎服，10～30g。

【使用注意】本品性质黏腻，较生地黄更甚，有碍消化，凡气滞痰多、脘腹胀痛、食少便溏者忌服。重用久服宜与陈皮、砂仁等同用，防止黏腻碍胃。

23. 白芍

【药性】苦、酸，微寒。归肝、脾经。

【功效】养血敛阴，柔肝止痛，平抑肝阳。

【应用】①肝血亏虚及血虚月经不调。②肝脾不和之胸胁脘腹疼痛或四肢挛急疼痛。③肝阳上亢之头痛、眩晕。④本品敛阴，有止汗之功。

【用法用量】煎服，5～15g，大剂量可用至15～30g。

24. 阿胶

【药性】甘，平。归肺、肝、肾经。

【功效】补血，滋阴，润肺，止血。

【应用】①血虚证。本品为血肉有情之品，甘平质润，为补血要药，多用治血虚诸证。而尤以治疗出血而致血虚为佳。可单用本品即效。②出血证。本品味甘质黏，为止血要药。③肺阴虚燥咳。④热病伤阴之心烦失眠及阴虚风动，手足瘛疭等。

【用法用量】5～15g。入汤剂宜烊化冲服。

【使用注意】本品黏腻，有碍消化。脾胃虚弱者慎用。

25. 何首乌

【药性】苦、甘、涩，微温。归肝、肾经。

【功效】制用：补益精血。生用：解毒，截疟，润肠通便。

【应用】①精血亏虚之头晕眼花、须发早白、腰膝酸软、遗精、崩漏。②久疟、痈疽、瘰疬、肠燥便秘等。

【用法用量】煎服，10～30g。

【使用注意】大便溏泄及湿痰较重者不宜用。

26. 龙眼肉

【药性】甘，温。归心、脾经。

【功效】补益心脾，养血安神。

【应用】用于思虑过度，劳伤心脾，而致惊悸怔忡，失眠健忘，食少体倦，以及脾虚气弱，便血崩漏等。

【用法用量】煎服，10～25g，大剂量可用至30～60g。

【使用注意】湿盛中满或有停饮、痰、火者忌服。

27. 黄精

【药性】甘，平。归脾、肺、肾经。

【功效】补气养阴，健脾，润肺，益肾。

【应用】①阴虚肺燥，干咳少痰及肺肾阴虚的劳咳久咳。本品甘平，能养肺阴、益肺气，不仅能补益肺肾之阴，而且能补益脾气脾阴，有补土生金、补后天以养先天之效，亦宜用于肺肾阴虚之劳嗽久咳。因作用缓和，可单用熬膏久服。②脾虚阴伤证。本品能补益脾气，又养脾阴。主治脾脏气阴两虚之面色萎黄、困倦乏力、口干食少、大便干燥。本品能气阴双补，单用或与补气健脾药同用。③肾精亏虚。本品能补益肾精，对延缓衰老，改善头晕、腰膝酸软、须发早白等早衰症状，有一定疗效。

【用法用量】煎服，9～15g。

28. 党参

【药性】甘、平，微寒。归肺、脾经。

【功效】补中益气、生津养血。

【应用】①脾气亏虚的食欲不振、呕吐泄泻。②肺气亏虚的气短喘促、脉虚自汗。③气津两伤的气短、口渴。④血虚萎黄，头晕心慌。

【用法用量】煎服，9～30g。

【使用注意】本品不宜与藜芦同用。

29. 枸杞子

【药性】甘，平。归肝、肾经。

【功效】滋补肝肾，益精明目。

【应用】肝肾阴虚及早衰证。本品能滋肝肾之阴，为平补肾精肝血之品。治疗精血不足所致的视力减退、内障目昏、头晕目眩、腰膝酸软、遗精滑泄、耳聋、牙齿松动、须发早白、失眠多梦，以及肝肾阴虚，潮热盗汗、消渴等证的方中，都颇为常用。可单用，或与补肝肾、益精补血之品配伍。

【用法用量】煎服，6～12g。

30. 龟板

【药性】甘，寒。归肾、肝、心经。

【功效】滋阴，潜阳，益肾健骨，养血补心。

【应用】①肝肾阴虚所致的阴虚阳亢、阴虚内热、阴虚风动证。本品长于滋补肾阴，兼能滋养肝阴。②肾虚筋骨痿弱。本品长于滋肾养肝，又能健骨。③阴血亏虚之惊悸、失眠、健忘。本品入于心肾，又可以养血补心，安神定志。④本品还能止血。

【用法用量】煎服，9~24g。宜先煎。本品经砂炒醋淬后，有效成分更容易煎出，且能除去腥气，便于制剂。

（十五）收涩药

1. 五味子

【药性】酸、甘，温。归肺、心、肾经。

【功效】收敛固涩，益气生津，补肾宁心。

【应用】①久咳虚喘。本品味酸收敛，甘温而润，能上敛肺气，下滋肾阴，为治疗久咳虚喘之要药。②自汗，盗汗。本品五味俱全，以酸为主，善能敛肺止汗。③遗精，滑精。本品甘温而涩，入肾，能补肾涩精止遗，为治肾虚精关不固遗精、滑精之常用药。④久泻不止。本品味酸涩，性收敛，能涩肠止泻。⑤津伤口渴，消渴。本品甘以益气，酸能生津，具有益气生津止渴之功。⑥心悸，失眠，多梦。本品既能补益心肾，又能宁心安神。

【用法用量】煎服，3~6g；研末服，1~3g。

【使用注意】凡表邪未解、内有实热、咳嗽初起、麻疹初期，均不宜用。

2. 山茱萸

【药性】酸、涩，微温。归肝、肾经。

【功效】补益肝肾，收敛固涩。

【应用】①腰膝酸软，头晕耳鸣，阳痿。本品酸而微温，质润，其性温而不燥，补而不峻，补益肝肾，既能益精，又可助阳，为平补阴阳之要药。②遗精、滑精，遗尿、尿频。本品既能补肾益精，又能固精缩尿。于补益之中又具封藏之功，为固精止遗之要药。③崩漏，月经过多。本品入于下焦，能补肝肾、固冲任以止血。④大汗不止，体虚欲脱。⑤本品亦治消渴证，多与生地、天花粉等同用。

【用法用量】煎服，5~10g，急救固脱可用20~30g。

【使用注意】素有湿热而致小便淋涩者，不宜应用。

3. 金樱子

【药性】酸、涩，平。归肾、膀胱、大肠经。

【功效】固精、缩尿、止带，涩肠止泻。

【应用】

①遗精滑精、遗尿尿频、带下。本品味酸而涩，功专固敛，具有固精、缩尿、止带作用。②久泻、久痢。本品入大肠，能涩肠止泻。③本品收涩固敛，还可用于崩漏、脱肛、子宫脱垂等证。

【用法用量】煎服。6～12g。

4. 莲子

【药性】甘、涩，平。归脾、肾、心经。

【功效】固精止带，补脾止泻，益肾养心。

【应用】①遗精，滑精。本品味甘而涩，入肾经而能益肾固精。②带下。本品既补脾益肾，又固涩止带，其补涩兼施，为治疗脾虚、肾虚带下之常用之品。③脾虚泄泻。本品甘可补脾，涩能止泻，既可补益脾气，又能涩肠止泻。④心悸，失眠。

【用法用量】煎服，10～15g。去心打碎用。

（十六）外用药

樟脑（潮脑）

【药性】辛，热。有毒。归心、脾经。

【功效】除湿杀虫，温散止痛，开窍辟秽。

【应用】①疥癣瘙痒，湿疮溃烂。本品辛热燥烈，外用除湿杀虫、消肿止痒以奏效。②跌打伤痛，牙痛。借其辛烈行散、消肿止痛之力以取效。治跌打伤痛，肌肤完好者，可泡酒外擦。③痧胀腹痛，吐泻神昏。樟脑辛香走窜，有开窍醒神、辟秽化浊和温散止痛之功。

【用法用量】外用适量，研末撒布或调敷。内服0.1～0.2g，入散剂或用酒溶化服。

【使用注意】气虚阴亏、有热及孕妇忌服。

学术思想

川派中医药名家系列丛书

杨天鹏

一、杨天鹏骨伤科学术思想及治疗经验总结

1. 治法

（1）内治法：杨天鹏骨伤科内治法可归结为治伤切忌寒凉、疗伤重在扶阳、治伤重调肝肾、活血尤重行气、治痹重在温养、通窍首当逐风、理伤据位选药和重用血肉之品这几个方面。这是他娴熟运用中医学治疗损伤所取得的宝贵经验。

（2）外治法：杨天鹏骨伤科外治法，遵循中医学整体观念和辨证论治两大基本原则，积80余年之经验，总结出了一套完整、系统、独具特色的治伤之法，提出了许多鲜明的论点，如"来路即是去路"是指导骨折、脱位的整复手法的论点；"娴熟、刚柔相济，医患合作，借力发挥"是理筋手法的论点；"三通一动"是养生的论点。另外，还为手法、术后练功及养生而研发了"壮元益寿功法"。长期的医疗实践证明了这些论点及功法的科学性与实用性。

2. 典型病案

（1）内治法典型病案

刘某，男，38岁。1991年9月18日就诊。患者因酒后骑车跌伤头部，当即昏迷，苏醒后出现剧烈头痛，眩晕，呕吐不止，在某医院摄片有"颅骨线形骨折伴血肿形成"。因其外伤致血瘀于巅顶，头为诸阳之会，伤后局部气血运行失畅，风邪则会乘虚而入居之不去，故患者常常表现为头痛、眩晕。这是因为外伤导致经脉瘀滞作祟，法当活血通窍。因为头既是诸阳之会，又是髓海所居之处；既有经络与脏腑相连，又有诸窍与内外相通，且三阳经脉均循头面，而厥阴肝经又与督脉会于巅顶，五脏六腑之阴精、阳气，皆上奉于头，头部受伤后，经脉郁滞，气血痹阻，髓海失养，风邪则乘虚入侵，故有"有伤必有风"之说。"通窍首当逐风"，所以，治疗方面除了应用适量的活血化瘀药外，重点应当放在逐风祛邪上。综上所述，治疗给予"虎穴散"以醪糟水冲服，三日头痛大减，呕吐已止，头痛基本消失，唯时有眩晕和走路不稳。继服上方半月后恢复正常，追踪未见任何异常。

（2）理筋手法典型病案

病案一：李某，男，49 岁。患者左肩曾有外伤史。近来反复出现肩部疼痛，活动受限。夜间卧床时转侧都感困难。查其左上肢外展与背伸都明显受限。采用杨氏理筋手法治疗 24 次疼痛完全消失，患肢功能基本恢复正常。

病案二：刘某，女，50 岁。患者右肩不明原因疼痛 1 年，加重伴活动严重受限 5 个月。疼痛尤以上举与背伸为甚。曾采用多种疗法治疗无效，采用杨氏按摩手法与敷贴，治疗 1 个月症状大减。继续治疗半个月疼痛消失，功能也基本恢复正常。

二、杨天鹏骨伤科练功法（康复运动）

杨天鹏骨伤科练功法，实质上是一种康复运动，故又称杨天鹏骨伤科康复运动。西医学中将康复定义为：达到下述目标的一个过程，旨在通过综合、协调地应用各种措施，消除或减轻病、伤、残者的身心、社会功能障碍，达到和保持生理、感官、智力、精神和（或）社会功能上的最佳水平，从而使其借助某种手段，改变其生活，增强自理能力，使病、伤、残者能重返社会，提高生存质量。

中医学将具有中医骨伤科传统特点的肢体康复运动称为"练功疗法"，沿承于古代的导引术。此疗法是患者在医护人员的具体指导下进行的，针对疾病特点，有计划地通过运动肢体来逐渐恢复肢体功能的体育疗法。它能起到防治疾病、促使损伤加速愈合、防止肌肉萎缩及关节僵硬、促进新陈代谢的作用。在现代医学中称为"功能锻炼"。

早在《黄帝内经》中即有了"导引"的论述。明代张介宾在《类经》注解中说："导引，谓摇筋骨，动肢节，以行气血也。""病在肢节，故用此法。"我国现存最早的伤科专著、唐代蔺道人所著的《仙授理伤续断秘方》就非常重视骨折固定后尽早进行肢体的康复运动，并将其作为重要治则之一。历代中医伤科医师多有精于武艺者，更重视肢体康复的练功疗法，将医学与武学结合起来运用于临床，收到很好的治疗效果。现代伤科更将练功疗法作为调动患者积极性，配合、贯彻"动静结合"治疗原则的一项重要手段，是防治伤科疾病、加速功能康复的主要方法之一。

1. 杨天鹏骨伤科康复运动的目的和作用

（1）目的：杨天鹏骨伤科康复运动的目的旨在恢复患肢运动功能、负重能力及关节的稳定，同时达到对患肢局部有益的作用。①上肢运动着重恢复运动功能，保持各个关节的灵活性，如恢复手的握力、手指的精细动作及前臂的旋转功能等。②下肢运动着重恢复负重行走功能，保持各个关节的稳定性，如恢复大腿肌力、足趾部的承重能力等。③脊柱运动着重恢复各关节的稳定，加强关节的活动功能，如增强脊柱关节的活动度，加强关节周围肌力等。

（2）作用

①活血化瘀，消肿止痛：损伤出血后离经之血壅滞络道，气血壅滞不通而导致局部疼痛、肿胀，肢体运动锻炼能起到推动气血流通、调畅气机的作用，使局部脉络疏通，从而达到活血化瘀、消肿止痛的目的。

②促进骨折愈合：练功疗法的活血化瘀作用为接骨续筋赢得了先机，局部刺激加速了骨痂的生长。此外，在功能锻炼时肌肉的收缩起到软夹板的作用，可以矫正轻度的残余移位，促进断面的对合，使断端得到有利的应力刺激，从而促进骨折的愈合。

③防止废用，恢复功能：坚持功能锻炼能使肢体肌肉、关节得到有效的运动，并且推动气血运行，促进血液循环，使血液更全面地濡养筋络肢体，避免了因肌肉萎缩、关节僵硬和骨质疏松导致的运动功能丧失。

④强身御侮：练功疗法能疏通气血，调畅气机，避免因静多动少而产生的阴盛阳衰不利康复的状况。通过作强、技巧的训练，达到协调阴阳而健身的目的，使肝血充盈，肾气旺盛，外能抵御外邪入侵，内能使筋骨强劲，加速功能康复。

2. 杨天鹏骨伤科康复运动的主要特点及要求

杨天鹏骨伤科康复运动重在"牵筋"，对患者的气息、周围的环境也有一定的要求。

（1）重在"牵筋"：在有意识的状态下进行肌肉运动，牵筋动骨，活动关节。康复运动在柔缓连续、有节奏、有程序的肢体运动中，逐渐增强肌肉的舒张及收缩能力，恢复肢体的内在平衡与协调能力，减轻或消除关节的运动障碍，恢复骨骼的承重能力。

（2）注意气息：康复运动中应注意呼吸畅通，气沉丹田，集中注意力，不受外界干扰。站立时须平稳端正，全身放松，发力在"巅梢"（即肢体的末端）。在关节恢复活动度及灵敏度后，再注重恢复骨骼的承重能力。

（3）选择环境：锻炼时要选择清净卫生、光线明朗、空气流通、宽敞空旷的环境，趋利避害，注意防寒、防暑、避雨、防晒及躲避可能会诱发损伤的不利因素。

3. 杨天鹏骨伤科康复运动的实施原则

杨天鹏骨伤科外治法中理筋手法尤为独特，是杨天鹏先生在80余年的医疗实践中，深研敏悟，总结出的一套行之有效的治伤方法，非同一般，自成一家，形成别具一格的体系。杨氏认为理筋手法与术者练功紧密联系，中医认为"动则生阳，静则生阴"，而人体的气血流通、关节的活动自如且刚劲有力全赖人体阳气的推动，所以合理的练功不仅能巩固手法疗效，而且能促进受伤组织的修复，为此杨天鹏创立了祛病延年的十步功法。只要能够坚持不懈地主动练功，做到志与练的结合，既能巩固手法的疗效，又能提高手法的技巧，起到相得益彰、事半功倍之效。常人练此功具有平衡阴阳、调和气血、强壮元阳、填精补髓、强筋健骨、通筋活络之效，从而起到增强机体的抗病能力、健体强身、延缓衰老等作用。

练功原则：

（1）松静自然：松是指在整个练功过程中，姿势和呼吸等各个方面都要放松。静是指内静、外静。自然是指从练功开始到结束，包括姿势、意念和呼吸都要保持轻松自然。

（2）意气相随：是指练意、练气，气调则意静，意定则气调，意气相依，意导气行。

（3）动静结合：是指动则是练，静则是养。

施术者必须根据患者的病情明确诊疗目的，认真辨证，恰当施法，切记不可滥用，以防发生病变扩散及不良后果。如化脓性关节炎、结核骨髓炎、化脓性骨髓炎、骨肿瘤等有骨质病变者不能使用。

4. 杨天鹏骨伤科康复运动的计划制订及实施条件

杨天鹏骨伤科康复运动计划的实施，是建立在科学的计划制订及严密的实施条件筛选之上的。

（1）计划制订：了解患者的病情，分析疾病的发展过程及转归，制订适宜各阶段的康复运动方案。法之所施要因人而异，据患者体质差异、理解接受能力的不同及环境条件差异等各个不同的具体条件而制订出最佳方案。

（2）医患沟通：提前告知患者目前的病情现状，将康复运动的积极意义和必要性，以及预期达到的康复目标向患者讲明。在医患充分沟通思想、达成共识后，患者才会积极配合，达到事半功倍的效果。充分了解康复对象，使其化被动接受为主动配合。因人而异，对胆怯的患者应当鼓励，而对于急功冒进者应劝导其循序渐进，避免再次受伤，贻误治疗时机。练功过程中必须向患者做出示范，讲解说明，指导患者熟悉动作，掌握要领。对老年及理解力较差的患者要耐心、反复讲解、示范动作，使其能够正确地掌握运动方法。

（3）医者督促：当患者主动地坚持康复运动锻炼后，医者必须经常检查其运动状态，及时纠正偏差动作，适时调整康复运动方法及运动负荷，以适应病情的发展变化。当运动取得一定的成效后，应向患者说明之所以取得疗效的医学原理，指出今后的康复目标，从而增强患者战胜疾病的信心和对康复的期盼，使患者更主动地坚持配合治疗，积极进行康复锻炼。

5. 杨天鹏骨伤科康复运动的注意事项

（1）避免暴力：杨天鹏骨伤科康复运动的整个过程都应在患者自觉主动的条件下进行。禁止旁人对患肢施加暴力，防止造成肢体再次受伤或者新的损伤。

（2）趋利避害：针对病情加强有利运动，避免不利或有害运动。如骨折须先避免与骨折端移位同方向的运动，软组织撕裂伤患者应当避免再度拉开裂口的运动等。

（3）循序渐进：杨天鹏骨伤科康复运动重在循序渐进，持之以恒。动作由缓慢到快速，从简易动作到组合动作，在保证康复动作准确的前提下，逐渐增加动作幅度、运动时间、运动次数及运动力度，避免过度劳累。

6. 杨天鹏骨伤科康复运动的各部位练习

（1）颈部锻炼

颈部锻炼，能舒缓颈肌痉挛，消除颈肌的紧张程度，恢复颈椎生理弧弓弧度，防治颈椎病、失枕、颈肌劳损、颈部扭伤等。

准备动作：双脚横开与肩同宽站立（或取坐位），双手反叉腰际，挺胸拔背，双肩外展后垂，目视前方。

第一式　头向后伸

目的：牵拉颈后部肌肉，活动颈椎关节。

原理：颈后部肌肉的协调收缩完成颈部后伸动作。

技巧及重点：全身肌肉放松，头向后方做平行于水平面的舒缓自如的运动，至最大限度时做短暂停顿，再逐渐放松紧张的肌肉使头部回复至原位，稍缓后再继续此动作练习，反复多次。此式为颈部康复运动很重要的首项练习项目，必须重点练习，贯穿于颈部运动的始终。可分 2 组进行，每组 5 ~ 10 次，完成头向后伸运动回至中立位为 1 次。

注意事项：力度及幅度适宜，频率稍缓，避免拉伤肌肉及引起头部眩晕症状。

第二式　左右转头

目的：牵拉颈部左侧、右侧肌肉，活动颈椎关节。

原理：颈部左侧、右侧肌肉的协调收缩完成颈部左右旋转动作。

技巧及重点：缓缓将头平行地转向左侧，目视左侧方，稍停顿再将头平行地缓缓转回正中位，稍停顿，再将头平行地缓缓转向右侧，目视右侧方，稍停顿，再将头平行地缓缓转回正中位。稍停顿再反复地做左右转头动作多次。缓慢的速度是为了避免迅猛的暴力致伤。动作过程中稍作停顿，是为了使颈部稍事休息，能够做好内力调整，避免粗野的甩头撕扯。可分 2 组进行，每组 5 ~ 10 次，完成左转与右转运动回至中立位为 1 次。

注意事项：力度及幅度适宜，频率稍缓，避免拉伤肌肉及引起头部眩晕症状。

第三式　前俯后仰

目的：牵拉颈前部、后部肌肉，活动颈椎关节。

原理：颈部肌肉的协调收缩完成颈部前俯后仰动作。

技巧及重点：缓缓向前低头屈颈，尽量使下颌接触胸骨柄上缘，稍停顿再缓缓抬头至正中位，稍停。再缓缓后仰，目视上方，稍停，再缓缓抬头至正中位。稍停后再反复地练习前俯后仰动作，可分 2 组进行，每组 5 ~ 10 次，完成前俯与后仰运动回至中立位为 1 次。

注意事项：力度及幅度适宜，频率稍缓，避免拉伤肌肉及引起头部眩晕症状。

第四式　左右侧屈

目的：牵拉颈部左侧、右侧肌肉，活动颈椎关节。

原理：颈部左侧、右侧肌肉的协调收缩完成颈部侧屈动作。

技巧及重点：颈部肌肉放松，在保持颈椎生理弧弓的状态下，徐缓自然地将头倾向左侧，再回复正中位。稍停，在保持颈椎生理弧弓的状态下，徐缓自然地将头倾向右侧，再回复正中位置。稍停，再重复左右侧侧倾的动作练习，随着一次次的练习，逐渐松弛颈部肌肉，增加活动范围，尽量让耳朵接近肩部。可分2组进行，每组5～10次，完成向左侧屈及向右侧屈运动回至中立位为1次。

注意事项：力度及幅度适宜，频率稍缓，避免拉伤肌肉及引起头部眩晕症状。

第五式　左右回环

目的：牵拉颈部多部位肌肉，活动颈椎关节。

原理：颈部多部位肌肉的协调收缩完成颈部左右回环动作。

技巧及重点：头向后仰，稍停，徐缓自然地将头做顺时针方向的圆形转动一圈，再回复正中位置；稍停，再将头后仰，稍停，徐缓自然地再做逆时针方向的圆形转动一圈。如此反复左右回环转动练习，逐渐恢复头部转动的灵活性。可分2组进行，每组5～10次，完成左回环及右回环运动至中立位为1次。

注意事项：力度及幅度适宜，频率稍缓，避免拉伤肌肉及引起头部眩晕症状。

（2）腰部锻炼

腰部锻炼，能舒缓腰肌痉挛，消除腰肌的紧张程度，恢复腰椎生理弧弓弧度，防治腰椎间盘突出症、腰椎小关节紊乱、腰肌劳损、腰部扭伤等。

准备动作：双脚横开与肩同宽站立（或取坐位），双手反叉腰际，挺胸拔背，双肩外展后垂，目视前方。

第一式　黑虎伸腰

目的：牵拉腰部、上肢后部肌肉，牵拉腰椎椎间隙。

原理：腰部、上肢后部肌肉的协调收缩完成腰部伸腰动作。

技巧及重点：双脚分开与肩同宽，垂手直立（或取坐势），双手向上伸直高举，背伸腕掌心向天，头向后仰，目视上方。尽量牵伸上肢、颈、腰肌肉，牵拉腰椎椎间隙。停顿2秒时间，再将双臂自然垂下，然后再做上举后仰、上望伸腰动作，反复多次练习。可分2组进行，每组3～5次，完成腰部后伸运动并回至中立位为 1 次。

注意事项：力度及幅度适宜，频率稍缓，避免快速运动拉伤肌肉或引起腰背部肌肉痉挛。

第二式　白云献莲

目的：牵拉腰部、上肢后部肌肉，牵拉腰椎椎间隙。

原理：腰部、上肢后部肌肉的协调收缩完成白云献莲动作。

技巧及重点：动作与黑虎伸腰相同，当双臂上举至尽时，将双掌掌心向上相置重叠，尽力抬掌上伸。此势对腰脊的后伸力度有所增强，加大了伸腰效率。可分 2 组进行，每组 3 ~ 5 次，完成腰部后伸运动并回至中立位为 1 次。

注意事项：力度及幅度适宜，频率稍缓，避免快速运动拉伤肌肉或引起腰背部肌肉痉挛。

第三式　弓步撩掌

目的：牵拉全身多部位肌肉，活动全身关节。

原理：多部位关节及肌肉的协调收缩完成弓步撩掌动作。

技巧及重点：左脚向前跨出一步，屈膝下蹲，左股骨向下倾斜约 45°，右侧下肢蹬直呈左侧半弓步。向右转身，左掌向前用力撩出，左上肢伸直，指尖向上与眉相齐，掌心向右，目视左掌，右拳拳心向上抱于右侧腰际。左掌五指末节撮拢呈"勾手"，用力从身前勾搂向身后，左拳拳心向上抱于左侧腰际，与此同时身向左转，右拳变掌用力向前撩出，右上肢伸直，指尖向上与眉相齐，掌心向左，目视右掌。向右转身，右掌再化勾手勾搂至身后，右拳拳心向上抱于右侧腰际，左勾手再化掌转由腰际向前用力撩出。如此左右勾搂，交换撩掌，练习转腰活动。然后再换右侧半弓步，做同样的动作练习多次。可分 2 组进行，每组 3 ~ 5 次，完成向右弓步撩掌及向左弓步撩掌运动为 1 次。

注意事项：旋转频率稍缓，出掌力度及幅度适宜，避免快速旋转运动拉伤肌肉，引起腰背部肌肉痉挛或头部眩晕症状。

第四式　叉腰侧弯

目的：牵拉腰腹部左侧、右侧肌肉组织，活动腰椎关节。

原理：腰腹部左侧、右侧周围肌肉的协调收缩完成叉腰侧弯活动。

技巧及重点：双脚横开与肩同宽站立（或取坐位）。双手反手叉腰，身体向右侧弯，再回复正中位置。身体再转向左侧弯，再回复正中位置。如此徐缓交替地进行左右侧弯练习，逐渐增加活动范围，不可求急。可分 2 组进行，每组 3～5次，完成向右侧弯及向左侧弯运动为 1 次。

注意事项：力度及幅度适宜，侧弯频率稍缓，避免快速侧弯运动拉伤肌肉。

第五式　举臂侧弯

目的：牵拉腰部左侧、右侧及肩部周围肌肉组织，活动腰椎、肩关节。

原理：腰部左侧、右侧及肩部周围肌肉的收缩完成举臂侧弯活动。

技巧及重点：准备姿势与第四式相同，双手握拳，屈臂上举，上举至两侧前臂平行时，拳心向前，拳眼向下，两手拳面贴近耳旁。双拳握紧，力注肘尖，抬臂亮胁，身体向左侧尽量侧弯，再回复至正中位置。再将身体向右侧尽量侧弯，再回复至正中位置。如此反复进行左右举臂侧弯练习。可分 2 组进行，每组 3～5次，完成向右举臂侧弯及向左举臂侧弯运动为 1 次。

注意事项：力度及幅度适宜，侧弯频率稍缓，避免快速侧弯运动拉伤肌肉。

第六式　摇髋活腰

目的：牵拉腰部、髋关节周围肌肉，活动腰椎、髋关节。

原理：腰部及髋部周围肌肉的收缩完成摇髋活腰活动。

技巧及重点：双脚横开与肩同宽站立，全身放松，骨盆以顺时针方向水平地摇转 1 次，再逆时针方向平行地摇转 1 次。如此左右交换摇动双髋，活动腰部，逐渐增加腰部的活动范围。可分 2 组进行，每组 5～10 次，完成顺时针水平摇转及逆时针水平摇转运动为 1 次。

注意事项：力度及幅度适宜，摇髋频率稍缓，避免快速摇髋活腰运动拉伤肌肉。

第七式　躬腰通脊

目的：牵拉腰腹部周围肌肉，活动腰椎关节。

原理：腰腹部周围肌肉的收缩完成躬腰通脊活动。

技巧及重点：双脚横开与肩同宽站立，全身放松，双手直臂上举，然后随身体向前弯腰之时向前垂下，尽量下伸，争取能够触摸地面，腰尽量前躬，至最大限度时向左转体，双手尽量触摸左脚前的地面，至最大限度时再向右转体，双手尽量触摸右脚前的地面，至最大限度时，再继续反复交替躬腰左右转体的屈腰动作练习，如此逐渐加大活动度。可分 2 组进行，每组 3 ~ 5 次，完成左转体及右转体运动为 1 次。

注意事项：力度及幅度适宜，弯腰幅度尽力而为，躬腰通脊频率稍缓，避免快速运动或强制弯腰拉伤腰部肌肉与损伤关节。

第八式　腰部大回环

目的：牵拉全身多部位肌肉，活动全身关节。

原理：全身多部位肌肉的收缩完成腰部大回环活动。

技巧及重点：准备姿势与前相同。双手直臂上举，然后随身体向前弯腰之时向前垂下，至腰部前屈至最大限度时，双臂与身体向右做顺时针方向的回环一圈，再向左做逆时针方向的回环一圈。如此左右交替，反复练习。全身要放松，动作要徐缓，运动范围逐渐随之加大。可分 2 组进行，每组 3 ~ 5 次，完成左回环及右回环运动为 1 次。

注意事项：力度及幅度适宜，回环频率稍缓，避免快速回环运动引起肌肉拉伤及头晕。

第九式　压墙推肩

目的：牵拉脊柱周围肌肉，理顺筋络韧带，缓解脊柱小关节紊乱症状。

原理：脊柱周围肌肉的收缩完成脊柱后伸活动。

技巧及重点：双脚横开与肩同宽，距墙约 1 步半站立，双手掌心触墙，身体前倾，双掌向上移动略高于头，双臂伸直支撑体重。身体伸直，全身放松，身体有意识地前倾，将身体的重力通过双臂经两掌掌心传达至墙后，再由墙面通过双侧上肢返回的反作用力推动双肩，在这种反作用力的影响下，使脊柱后伸，松解胸腰段脊椎的邻近肌肉，理顺筋络韧带，推动滑移变位的椎体重归正常位置。这对脊柱小关节交锁有着运动复位的作用。可分 2 组进行，每组 3 ~ 5 次，完成后伸脊柱运动并回至中立位为 1 次。

注意事项：力度及幅度适宜，后伸频率稍缓，避免脊柱快速后伸引起肌肉拉伤。

第十式　仰卧拱腰势

目的：牵拉全身后侧多部位肌肉，后伸脊柱关节。

原理：全身多部位肌肉的协调收缩完成仰卧拱腰势活动。

技巧及重点：亦称五点支撑锻炼，即仰卧木板床（或没有弹性床垫的床）上，双上肢放于胸腰两侧，屈肘，以肘尖支撑床面，两脚横开与肩同宽，屈髋屈膝，以双脚支撑床面。以头枕后部、双肘、双脚五点作为支撑，用力抬臀、拱腰挺肚，将腰、臀尽量抬高至最大限度时，停顿数秒再徐缓地放下臀部，轻置床上。反复做此动作练习，逐渐增加五点支撑的锻炼次数。可分2组进行，每组3~5次，完成五点支撑运动并回至仰卧位为1次。

注意事项：力度及幅度适宜，频率稍缓，全身肌肉力量不足可适当锻炼。

（3）肩部锻炼

肩部锻炼，能舒缓肩关节周围肌肉的痉挛，消除肌肉的紧张程度，防治肩周炎、肩关节滑膜嵌顿等。

准备动作：双脚横开与肩同宽站立（或取坐位），双手反叉腰际，挺胸拔背，双肩外展后垂，目视前方。

第一式　静力抬肩

目的：牵拉肩关节内侧、外侧肌肉，活动肩关节。

原理：肩关节内侧、外侧肌肉的协调收缩完成静力抬肩活动。

技巧及重点：站位、坐位均可，亦可以健手托住患肢肘底进行。徐缓地抬升双肩，至最高处放松肌肉让双肩徐缓降落。如此反复将双肩升高、降下，多次练习。可分2组进行，每组5~10次，完成抬肩运动并回至中立位为1次。

注意事项：力度及幅度适宜，频率稍缓，避免肩关节快速上抬引起肩关节周围肌肉拉伤。

第二式　托肘摇肩

目的：牵拉肩关节周围肌肉，活动肩关节。

原理：肩关节周围肌肉的协调收缩完成托肘摇肩动作。

技巧及重点：站位、坐位均可，患肢肘部屈曲，让健手托住患肢肘底用力将患肩做升降及前后转动动作多次。可分2组进行，每组5~10次，完成转动运动并回至中立位为1次。

注意事项：力度及幅度适宜，频率稍缓，避免肩关节快速转动引起肩关节周围肌肉拉伤。

第三式　前后活肩

目的：牵拉肩关节周围肌肉，活动肩关节。

原理：肩关节周围肌肉的协调收缩完成前后活肩动作。

技巧及重点：站位、坐位均可，两手反手叉腰，两肘徐缓向前移动，尽量内合，牵动双肩向前内合。两肘再徐缓地向后移动，尽量外展，牵动双肩向后外展。如此反复多次练习。可分 2 组进行，每组 5～10 次，完成内合与外展运动为 1 次。

注意事项：力度及幅度适宜，频率稍缓，避免肩关节快速内合外展引起肩关节周围肌肉拉伤。

第四式　摇肩回环

目的：牵拉肩关节周围肌肉，活动肩关节。

原理：肩关节周围肌肉的协调收缩完成摇肩回环动作。

技巧及重点：站位、坐位均可，两手反手叉腰，双肩同时配合做前后、上下的圆形转动，如此反复进行前旋转及后旋转的圆形转动练习。可分 2 组进行，每组 5～10 次，完成前旋转与后旋转运动为 1 次。

注意事项：力度及幅度适宜，频率稍缓，避免肩关节快速旋转引起肩关节周围肌肉拉伤。

第五式　前后摇肩

目的：牵拉肩关节周围肌肉，活动肩关节。

原理：肩关节周围肌肉的协调收缩完成前后摇肩动作。

技巧及重点：站位、坐位均可，两手轻轻握拳，屈肘横臂于胸前，拳面相对、拳心向下。轻松自然地上抬、前移、下沉、后移、上抬膀臂，如同前后划桨多次，在摇动肩部的过程中逐渐抬高膀臂，扩大运动范围。之后再做逆向的同样摇肩动作。可分 2 组进行，每组 5～10 次，完成划桨运动并回至初始位为 1 次。

注意事项：力度及幅度适宜，频率稍缓，避免肩关节快速活动引起肩关节周围肌肉拉伤。

第六式　左右摇肩

目的：牵拉肩关节周围肌肉，活动肩关节。

原理：肩关节周围肌肉的协调收缩完成左右摇肩动作。

技巧及重点：预备姿势同"前后摇肩"，两手膀臂在胸前做徐缓的顺时针方向的画圆动作，摇转肩部多次。再做逆时针方向的画圆动作，摇转肩部多次。在摇转的过程中逐渐抬高膀臂，扩大运动范围。可分 2 组进行，每组 5 ~ 10 次，完成顺时针画圆及逆时针画圆运动为 1 次。

注意事项：力度及幅度适宜，频率稍缓，避免肩关节快速活动引起肩关节周围肌肉拉伤。

第七式　白鹤亮翅

目的：牵拉肩关节周围肌肉，活动肩关节。

原理：肩关节周围肌肉的协调收缩完成白鹤亮翅动作。

技巧及重点：坐位、站位均可，两手自然下垂于大腿外侧。两手横开，徐缓地甩动手臂，外展肩部，屈伸肘、腕关节，如白鹤展翅一般，逐渐展开双翼，两臂愈扇愈高，直至两臂平举高度，再轻轻放下双臂，手垂在大腿外侧。如此反复多次练习。可分 2 组进行，每组 5 ~ 10 次，完成至两臂平举高度并回至初始位为 1 次。

注意事项：力度及幅度适宜，频率稍缓，避免肩关节快速活动引起肩关节周围肌肉拉伤。

第八式　双云手

目的：牵拉肩关节周围肌肉，活动肩关节。

原理：肩关节周围肌肉的协调收缩完成双云手动作。

技巧及重点：坐位、站位均可，双手同时在身前做轻松徐缓的向外云手动作多次，逐渐加大云手范围。再做向内云手动作多次，如此反复练习。可分 2 组进行，每组 5 ~ 10 次，完成逐渐扩大的向外云手及逐渐扩大的向内云手运动为 1 次。

注意事项：力度及幅度适宜，频率稍缓，避免肩关节快速活动引起肩关节周围肌肉拉伤。

第九式　掌指爬墙

目的：牵拉肩关节周围肌肉，活动肩关节。

原理：肩关节周围肌肉的协调收缩完成掌指爬墙动作。

技巧及重点：两脚横开对墙站立，用患侧手掌贴住墙壁。然后腕、指用力将掌根和指尖缓慢地向上爬行升高，使上肢高举到最大限度时，稍作停顿再向下缓慢地爬回原位。如此反复练习多次，康复上肢上举的功能。之后，再侧身向墙做同样的动作练习多次，康复上肢外展的功能。可分 2 组进行，每组 5～10 次，完成对墙站立掌指爬墙及侧身对墙掌指爬墙运动为 1 次。

注意事项：力度及幅度适宜，频率稍缓，避免肩关节活动幅度过大引起肩关节周围肌肉拉伤。

（4）肘部锻炼

肘部锻炼，能舒缓肘关节周围肌肉痉挛，消除肌肉的紧张程度，防治网球肘、肌肉粘连等。

准备动作：坐于桌边，桌上平铺软垫，患肢前臂平放于软垫上。

第一式　屈伸手肘

目的：牵拉肘关节周围肌肉，活动肘关节。

原理：肘关节周围肌肉的协调收缩完成屈伸手肘动作。

技巧及重点：坐于桌边，桌上平铺软垫，患肢前臂平放于软垫上，主动徐缓地屈伸肘部，逐渐加大活动范围。屈肘到最大限度时，有意识地让手指触摸肩部外侧，当伸直到最大限度时，有意识地尽量外旋前臂。反复练习增加肘部的屈伸程度。练习时也可用健手帮助进行。可分 3 组进行，每组 5～10 次，完成屈肘及伸直运动为 1 次。

注意事项：力度及幅度适宜，频率稍缓，避免肘关节活动幅度过大引起肘关节周围肌肉拉伤。

第二式　旋转前臂

目的：牵拉肘关节周围肌肉，活动肘关节。

原理：肘关节周围肌肉的协调收缩完成旋转前臂动作。

技巧及重点：准备姿势与"屈伸手肘"相同。主动徐缓地旋前、旋后前臂，逐渐增加旋转程度。至前旋到最大限度时，有意地屈曲肘部，试图让手背触及肩头，反复屈伸肘部，康复前臂的旋前功能。当后旋到最大限度时，有意地屈曲肘部，试图让手触及肩部外侧，反复地旋后前臂屈曲肘部，康复前臂的后旋功能。练习时也可用健手帮助进行。可分 3 组进行，每组 5～10 次，完成旋前及旋后运动为 1 次。

注意事项：力度及幅度适宜，频率稍缓，避免肘关节活动幅度过大引起肘关节周围肌肉拉伤。

第三式　肘部回环

目的：牵拉肘关节周围肌肉，活动肘关节。

原理：肘关节周围肌肉的协调收缩完成肘部回环动作。

技巧及重点：准备姿势与前两势相同。以肘尖为支点，前臂为半径，做平行于水平面的顺时针回环旋转活动，力争将手摸到肩头，逐渐加大画圈范围，练习多圈后再做逆时针的画圈练习多次。可分 3 组进行，每组 5～10 次，完成顺时针回环旋转及逆时针回环旋转运动为 1 次。

注意事项：力度及幅度适宜，频率稍缓，避免肘关节活动幅度过大引起肘关节周围肌肉拉伤。

（5）腕部锻炼

腕部锻炼，能舒缓腕关节周围肌肉痉挛，消除肌肉的紧张程度，防治鼠标腕、肌肉粘连等。

准备动作：坐位，桌缘铺平软垫，将患肢前臂平放软垫上。

第一式　腕部屈伸

目的：牵拉腕关节周围肌肉，活动腕关节。

原理：腕关节周围肌肉的协调收缩完成腕部屈伸动作。

技巧及重点：坐位，桌缘平铺软垫，将患肢前臂平放软垫上，将手、腕、前臂远端 1/5 段伸出桌缘，掌心向下，以健手下压前臂，固定前臂位置使之紧贴桌面。患手做腕部过伸运动，至最大限度时，再屈曲做腕部的极屈运动，至最大限度。反复练习，逐渐加大运动范围，以康复腕部的屈伸功能。可分 3 组进行，每组 5～10 次，完成过伸及过屈运动为 1 次。

注意事项：力度及幅度适宜，频率稍缓，避免腕关节活动幅度过大引起腕关节周围肌肉拉伤。

第二式　左右摆腕

目的：牵拉腕关节周围肌肉，活动腕关节。

原理：腕关节周围肌肉的协调收缩完成腕部屈伸动作。

技巧及重点：将患肢手、腕及前臂平放于桌面的软垫上。固定前臂贴于桌面，患手做尺偏、桡偏运动多次练习，逐渐加大运动范围，康复腕部的侧偏功能。可分3组进行，每组5～10次，完成尺偏及桡偏运动为1次。

注意事项：力度及幅度适宜，频率稍缓，避免腕关节活动幅度过大引起腕关节周围肌肉拉伤。

第三式　左右转腕

目的：牵拉腕关节周围肌肉，活动腕关节。

原理：腕关节周围肌肉的协调收缩完成左右转腕动作。

技巧及重点：准备姿势与"腕部屈伸"势相同，患手反复左右地顺时针方向、逆时针方向摇转手腕，逐渐加大摇转范围。可分3组进行，每组5～10次，完成顺时针摇转及逆时针摇转运动为1次。

注意事项：力度及幅度适宜，频率稍缓，避免腕关节活动幅度过大引起腕关节周围肌肉拉伤。

第四式　拧腕、翻腕

目的：牵拉腕关节周围肌肉，活动腕关节。

原理：腕关节周围肌肉的协调收缩完成拧腕、翻腕动作。

技巧及重点：坐位，桌面平铺软垫，患肢前臂平放于软垫上，健手下压患肢前臂近肘部使其紧贴软垫。患手掌心向上，逐渐旋前前臂，同时屈指握拳，如拧湿毛巾一般用力将拳心拧转向下。之后，再用力旋后前臂，同时伸直五指，还原掌心向上位置，反复练习，逐渐增加手腕的灵活性和拧转力量。可分3组进行，每组5～10次，完成旋前及旋后运动为1次。

注意事项：力度及幅度适宜，频率稍缓，避免腕关节活动幅度过大引起腕关节周围肌肉拉伤。

（6）指部锻炼

指部锻炼，能舒缓指关节周围肌肉痉挛，消除肌肉的紧张程度，提高关节灵活度，以及改善关节活动度等。

准备动作：坐位，桌缘平铺软垫，将患肢前臂平放于软垫上。

第一式　握橘练习

目的：增加手指的灵活度。

原理：指关节周围肌肉的协调收缩及关节的灵活运动完成握橘练习。

技巧及重点：患手握住一个小橘子，反复捏揉、转动；逐渐加大难度，改为患手握住两个核桃做各式花样转动，目的是增加手指的灵活度。可分3组进行，每组5~10次，完成握橘转动一周为1次。

注意事项：力度及幅度适宜，频率稍缓，避免指关节活动幅度过大引起指关节周围肌肉拉伤。

第二式　握拳练习

目的：增加手指的灵活性及握力。

原理：指关节周围肌肉的协调收缩及关节的灵活运动完成握拳练习。

技巧及重点：患手掌背紧贴桌面上，努力将手指伸直，再努力屈指握拳，至最大限度时稍停两秒时间，再逐渐伸直手指。如此反复地练习手指的伸屈功能。适用于掌指部功能受限后的功能康复，以及上肢肿胀后促进血液循环以利消肿的功能锻炼。在掌指部功能康复的后期，可加大锻炼的速度和力度。患手五指张开绷直，迅速卷指，用力握拳，将拳攥紧，再将五指尽量分开弹出绷直。反复进行弹指、攥拳练习，增加手指的灵活性及握力。可分3组进行，每组5~10次，完成五指伸直及握拳运动为1次。

注意事项：此锻炼仅适于功能康复的后期，如在早、中期阶段，切忌操之过急。力度及幅度适宜，频率稍缓，避免指关节活动幅度过大引起指关节周围肌肉拉伤。

第三式　屈伸练习

目的：指间关节脱位及指骨骨折后期的康复。

原理：指关节周围肌肉的协调收缩及关节的灵活运动完成握拳练习。

技巧及重点：健手握紧所需练习的指间关节近端的骨骼固定位置，然后患指反复地进行手指的屈伸练习。可分3组进行，每组5~10次，完成手指的屈伸运动为1次。

注意事项：此锻炼适用于指间关节脱位及指骨骨折后期的康复。力度及幅度适宜，频率稍缓，避免指关节活动幅度过大引起指关节周围肌肉拉伤。

第四式　拇指画圈

目的：恢复第一腕掌关节的屈伸内收、外展功能。

原理：指关节周围肌肉的协调收缩及关节的灵活运动完成拇指画圈练习。

技巧及重点：准备姿势同"腕部屈伸"。患手拇指反复做顺时针方向的画圆运动，恢复第一腕掌关节的屈伸内收、外展功能。可分3组进行，每组5~10次，完成拇指画圈运动一周为1次。

注意事项：力度及幅度适宜，频率稍缓，避免指关节活动幅度过大引起指关节周围肌肉拉伤。

（7）髋部锻炼

髋部锻炼，能舒缓髋关节周围肌肉痉挛，消除肌肉的紧张程度，提高关节稳定及改善关节活动度等。

准备动作：双脚横开与肩同宽站立（或取坐位、仰卧位），双手反叉腰际，挺胸拔背，双肩外展后垂，目视前方。

第一式　摇膝活髋

目的：牵拉髋关节、膝关节周围肌肉，活动髋关节、膝关节。

原理：髋关节、膝关节周围肌肉的协调收缩及关节的灵活运动完成摇膝活髋练习。

技巧及重点：患脚跨前半步，双膝微屈，两手扶住膝盖，摇动膝盖做顺时针、逆时针的反复交替的旋转画圆运动，摇膝活髋。可分2组进行，每组3~5次，完成顺时针旋转及逆时针旋转运动为1次。

注意事项：力度及幅度适宜，频率稍缓，避免重心不稳而跌倒。

第二式　仆步伸胯

目的：牵拉大腿肌肉，恢复大腿的外展功能。

原理：髋关节、膝关节周围肌肉的协调收缩及关节的灵活运动完成仆步伸胯练习。

技巧及重点：双脚横开比肩稍宽，两手掌心支撑双股下1/3段，左腿屈曲、下蹲，右腿随之向外伸直，再还原正中站立位。右腿屈曲、下蹲，左腿随之向外伸直，再还原正中站立位。如此左右仆步，逐渐加大伸胯程度，直到一腿折髋屈膝至极度时，另一腿也能随之绷直。本法着重恢复大腿的外展功能。可分2组进行，每组3~5次，完成右腿外伸及左腿外伸运动为1次。

注意事项：力度及幅度适宜，频率稍缓，避免重心不稳而跌倒。

第三式　抬腿练习

目的：牵拉大腿肌肉，恢复下肢伸肌肌力，活动髋关节。

原理：髋关节周围肌肉的协调收缩及关节的灵活运动完成抬腿练习。

技巧及重点：仰卧位患腿徐缓地向上抬举，至最大限度时再缓缓放下，如此反复练习，逐渐恢复抬腿高度。此法目的是恢复下肢伸肌肌力，可分2组进行，每组3~5次，完成抬举运动并回至仰卧位为1次。

注意事项：力度及幅度适宜，频率稍缓，避免髋关节活动幅度过大引起髋关节周围肌肉及大腿肌肉拉伤。

第四式　伸屈练习

目的：牵拉髋关节、膝关节周围肌肉，恢复髋关节、膝关节屈伸程度。

原理：髋关节、膝关节周围肌肉的协调收缩及关节的灵活运动完成伸屈练习。

技巧及重点：仰卧位，患腿徐缓屈膝、折髋至最大限度时，再缓缓伸直，如此反复练习，逐渐恢复屈伸程度，尽量使大腿贴近胸壁、小腿贴近大腿、脚跟贴近臀部。可分2组进行，每组3~5次，完成屈膝、折髋运动并伸直为1次。

注意事项：力度及幅度适宜，频率稍缓，避免髋关节、膝关节活动幅度过大引起髋关节、膝关节周围肌肉拉伤。

（8）膝部锻炼

膝部锻炼，能舒缓膝关节周围肌肉痉挛，消除肌肉的紧张程度，提高关节灵活度，改善关节活动度及恢复承重功能等。

准备动作：双脚横开与肩同宽站立（或取坐位），双手反叉腰际，挺胸拔背，双肩外展后垂，目视前方。

第一式　滚木练习

目的：牵拉大腿、膝关节周围肌肉，恢复膝踝关节的屈伸度。

原理：膝关节周围肌肉的协调收缩及关节的灵活运动完成滚木练习。

技巧及重点：坐位，双脚踩住横放的圆木棍或圆竹筒上，前后来回地滚动木棍，逐渐增加滚动的距离及速度，目的是恢复膝踝关节的屈伸度。可分3组进行，每组5~10次，完成滚动木棍一个循环并回至初始位为1次。

注意事项：力度及幅度适宜，频率稍缓，避免踩踏滚木引起重心不稳而跌倒。

第二式　下蹲练习

目的：牵拉大腿、膝关节周围肌肉，恢复下肢各关节的屈伸及承重功能。

原理：髋、膝、踝关节周围肌肉的协调收缩及关节的灵活运动完成下蹲练习。

技巧及重点：双足后跟并拢站立，身体保持正直，双手扶持椅凳，逐渐屈膝、下蹲至最大限度时，再伸直双膝至直立位，争取做到大腿触及胸壁，臀部触及足跟。如此反复练习，目的是恢复下肢各关节的屈伸及承重功能，对行走功能的康复尤为重要。可分 3 组进行，每组 5 ~ 10 次，完成下蹲动作并回至初始位为 1 次。

注意事项：力度及幅度适宜，频率稍缓，避免重心不稳而跌倒。

（9）踝部锻炼

踝部锻炼，能舒缓踝关节周围肌肉痉挛，消除肌肉的紧张程度，提高关节灵活度，改善关节活动度及恢复承重功能等。

准备动作：仰卧位、坐位均可。

第一式　伸屈练习

目的：牵拉小腿、踝关节周围肌肉，恢复踝关节的伸屈度。

原理：小腿、踝关节周围肌肉的协调收缩及关节的灵活运动完成伸屈练习。

技巧及重点：仰卧位、坐位均可。缓缓地伸屈患肢踝关节。目的是逐渐恢复踝关节的伸屈度，以及在下肢肿胀时促进血液循环以利消肿。可分 3 组进行，每组 5 ~ 10 次，完成伸屈动作并回至初始位为 1 次。

注意事项：力度及幅度适宜，频率稍缓，避免踝关节活动幅度过大引起肌肉痉挛。

第二式　回环练习

目的：牵拉小腿、踝关节周围肌肉，逐渐恢复踝关节的旋转功能。

原理：小腿、踝关节周围肌肉的协调收缩及关节的灵活运动完成回环练习。

技巧及重点：仰卧位、坐位均可。将患脚做顺时针、逆时针反复交替的旋转画圆的回环运动，逐渐恢复踝关节的旋转功能。可分 3 组进行，每组 5 ~ 10 次，完成顺时针回环及逆时针回环动作并回至初始位为 1 次。

注意事项：力度及幅度适宜，频率稍缓，避免踝关节活动幅度过大引起肌肉痉挛。

（10）趾部锻炼

足趾部锻炼，能舒缓足趾部周围肌肉痉挛，消除肌肉的紧张程度，提高关节灵活度，改善关节活动度及恢复承重功能等。

准备动作：站立位、仰卧位、坐位均可。

第一式　伸屈练习

目的：牵拉足趾部周围肌肉，恢复趾骨的功能活动。

原理：足趾部周围肌肉的协调收缩及关节的灵活运动完成伸屈练习。

技巧及重点：立位、仰卧位、坐位均可。徐缓地用力屈伸患足趾，反复练习屈伸功能。此法用于趾骨骨折后期的功能康复。可分3组进行，每组5～10次，完成屈伸动作并回至初始位为1次。

注意事项：力度及幅度适宜，频率稍缓，避免活动幅度过大引起足部肌肉痉挛。

第二式　闲庭散步

目的：牵拉足趾部周围肌肉，恢复足趾承重及行走功能。

原理：足趾部周围肌肉的协调收缩及关节的灵活运动完成伸屈练习。

技巧及重点：站立位，双脚放平，患脚向前跨出一小步，让脚跟触地首先承重受力。然后再将足跗外侧方触地承重，将健脚抬起向前一跨小步。将患肢脚趾触地，脚趾伸直放平，换健脚承重。如此左右开步练习行走。本法为恢复行走功能的必选练习。可分3组进行，每组5～10次，完成行走动作一个周期并回至初始位为1次。

注意事项：力度及幅度适宜，频率稍缓，避免重心不稳而摔倒。

（11）静力性肌肉锻炼

除上述各部位肢体的练功疗法外，应当注意到某些因卧床治疗的患者，或因为固定的限制导致肢体不能进行运动的患者，则应教会其使用自己的意念促使患部及其邻近肌肉进行静力性运动锻炼。全身肌肉锻炼，能舒缓肌肉痉挛，消除肌肉的紧张程度，改善局部血液循环，预防肌肉萎缩，矫正骨折细小移位等。

目的：骨折和脱位整复后固定早期的肌肉静力性运动锻炼。

原理：肌肉收缩改善局部血液循环，矫正骨折细小移位。

技巧及重点：平静时，用自己的意念促使患部及其邻近肌肉收缩，进行静力性运动锻炼以改善血液循环；预防肌肉萎缩并起到软夹板的作用，对一些长骨骨折的细小移位也起到一定的矫正作用。可分 3 ~ 5 组进行，每组 5 ~ 10 次，完成平静状态肌肉收缩为 1 次。

注意事项：力度适宜，频率稍缓，锻炼次数可逐渐增多，强度可逐渐加强。

三、杨天鹏长寿养生法

（一）健康人生理和心理特征

养生就是根据生命发展的规律，采取能够保养身体，减少疾病，增进健康，延年益寿的手段。在生活中，杨天鹏非常注重养生益寿，并在实践中积累了丰富的经验，创立了既有系统理论，又有多种调养方法的养生法，为保健事业做出了杰出贡献。

自古以来，人们把养生理论和方法叫作"养生之道"。《素问·上古天真论》说："上古之人，其知道者，法于阴阳，和于术数，饮食有节，起居有常，不妄作劳，故能形与神俱，而尽终其天年，度百岁乃去。"此处的"道"，就是养生之道。汉末张仲景在《伤寒杂病论》序中说："怪当今居世之士，曾不留神医药，精究方术。上以疗君亲之疾，下以救贫贱之厄，中以保身长全，以养其生。"明确提出运用医药进行养生的观点。华佗所授五禽戏即是导引以养生练形的早期记载。能否健康长寿，不仅在于是否懂得养生之道，而更为重要的是能否把养生之道贯穿应用到日常生活中去。历代养生家由于各自的实践和体会不同，他们的养生之道在静养、动形、固精、调气、食养、神调及药饵等方面都各有侧重，各有所长。从学术流派来看，又有道家养生、儒家养生、医家养生、释家养生和医术家养生之分，他们都从不同角度阐述了养生理论和方法，丰富了养生学的内容。

杨天鹏先生的养生法，是在中医理论的指导下，探索研究和总结了传统的颐养身心、增强体质、预防疾病、延年益寿的理论和方法，创立的独具一格的饮食与起居、三宝与三通论、壮元益寿功法等，提出了一系列的养生原则，如饮食有常、节欲固精、益气调息、形神共养、谨慎起居、和调脏腑、通畅经络、动静相宜、宽容百忍等。

《庄子·知北游》中说:"人之生,气之聚也,聚则为生,散则为死。"这就是说,生命活动是自然界最根本的物质——气的聚、散、离、合运动的结果。活着的人体,是一个运动变化着的人体。《素问·六微旨大论》进一步指出了物质运动的基本形式是"升降出入",并强调生命的运动的重要性为"出入废则神机化灭,升降息则气立孤危,故非出入,则无以生长壮老已;非升降,则无以生长化收藏,是以升降出入,无器不有"。这些充分说明,只有运动才能化生万物,宇宙间的一切物质,尽管有大小和生存时间长短的不一致,但运动是一致的。

关于生命的维持和死亡问题,杨氏认为,人体的生命运动是以体内脏腑阴阳气血为依据的,脏腑阴阳气血平衡,人体才会健康无病,不易衰老,寿命才能尽其天年,这与《素问·生气通天论》中"阴平阳秘,精神乃治。阴阳离决,精气乃绝"的理论是一致的。为了维持阴阳的平衡,气血的通调,那就首先要做到"三通",即"气血通、二便通、思想通",这"三通"含义非常深刻,后面将专门叙述。

那么,怎样才叫阴阳平衡呢?迄今为止,人们发现,影响人类尽终其天年的因素虽然很多,但有两点是非常重要的,其一是衰老,其二是疾病。所以,推迟衰老的到来,防止疾病的产生,是延年益寿的重要途径。因此,研究健康人的生理特征是十分必要的。一般来说,一个健康无病、未衰老的人,应该具备生理健康和心理健康。

1. 生理特征

(1)眼睛有神:眼睛是脏腑精气汇集之处,眼神的有无反映了脏腑精气的盛衰。因此,双目炯炯有神,是一个人健康的最明显的标志。

(2)呼吸平稳:呼吸急促或微弱都是异常表现,平稳是指呼吸从容不迫,不快不慢。《难经》认为,"呼出心与肺,吸入肝与肾",说明呼吸与人体脏腑的功能是密切相关的。

(3)二便正常:《素问·五脏别论》说:"魄门亦为五脏使,水谷不得久藏。"此是说经过胃肠消化吸收后的糟粕不能藏得太久,久藏则会大便秘结。而大便通畅则说明五脏功能正常,人体健康。小便是排出水液代谢后的废物的重要途径,与肺、肾、膀胱等脏腑的关系极为密切。故二便的通畅与否,直接关系着人体脏腑的功能活动。

（4）形体壮实：指体格健壮结实，不肥胖，不消瘦，过胖太瘦皆为病态；此外，皮肤要滋润有光泽，肌腠致密，肌肤有弹性，不松弛下垂。

（5）面色红润：面色是五脏气血的外荣，而面色红润是五脏气血旺盛的表现。

（6）牙齿坚固：因齿为骨之余，骨为肾所主。而肾又为人体先天之本，所以牙齿坚固是先天之气旺盛的表现，肾之精气不足则齿牙松动脱落。

（7）双耳聪敏：《灵枢·邪气脏腑病形》说："十二经脉，三百六十五络……其别气走于耳而为听。"说明耳与全身组织器官有着密切关系，如听力减退、迟钝、失听、耳鸣等是脏腑功能衰退的象征。

（8）腰腿灵便：肝主筋、肾主骨，腰为肾之府，膝为筋之府，四肢关节之筋骨皆赖肝血、肾精以濡养，所以腰腿灵便、步履从容，则证明肝肾功能良好。

（9）声音洪亮：声由气发，《素问·五脏生成》说："诸气者，皆属于肺。""肾主纳气。"声音出于肺而根于肾，声音洪亮，说明肺肾功能良好。

（10）须发润泽：发为血之余，发的生长荣枯与血的关系非常密切。同时，发又依赖肾脏精气的充养，《素问·六节脏象论》说："肾者……其华在发。"肝藏血，肝肾精血同源，故发与肝亦关系密切。因此，须发早白、脱落、枯黄是一种早衰的征象，反映出肝血不足，肾精亏损。

（11）脉象和匀：指正常人的脉象要从容和缓，不疾不徐。"心主血脉、肾主元气"，气血在脉道内运行，所以脉象的正常与否，反映出气血的盛衰及运行情况。

（12）食欲正常：中医学认为，"有胃气则生，无胃气则死，"饮食的多少直接反映出脾胃功能的强弱，食欲正常，则气血旺盛，是健康的重要保证。

（13）睡眠优质：指睡眠时间规律、充足，且能够拥有良好的睡眠质量，入睡容易，不易惊醒，醒后易于再次入睡。

2. 心理特征

（1）精神愉快：《素问·举痛论》说："喜则气和志达，营卫通利。"可见良好的精神状态是健康的重要标志。七情和调、精神愉快则脏腑功能活动正常。

现代医学研究证实，人若精神恬静，大脑皮层的兴奋与抑制作用就能保持正常状态，从而发挥对整体的主导作用，达到内外协调，形神合一，疾病就不易发生。

（2）记忆良好：肾藏精，精生髓，而"脑为髓之海"，髓海充盈，则精力充沛，记忆清晰；反之，肾气虚弱，不能化精生髓，则记忆力减退。杨天鹏师先生90岁高龄仍能胜任门诊工作，患者的病史、病情了然于心。

（3）思维敏捷：脑髓充盈，思维清晰，反应敏捷，从容应对工作及生活任务，做事有条不紊，逻辑性强，科学合理地安排各项事宜，才能事半功倍，拥有更多的时间和精力。

（4）良好的人际关系：建立良好的人际关系，具有良好的处事能力，能够应时、应事而为，正确认识自我，适应复杂的社会环境。

（二）杨氏养生理论和经验

怎样才能使人永葆青春活力，形神兼备，既健康又长寿，研究探讨人体衰老过程中的生理、病理改变及导致早衰的原因，寻找防止衰老的有效措施，是当今人们保健健康意识提高增强后普遍关注的问题。下面我们介绍杨氏在养生方面的一些理论和经验。

1. 杨氏三宝理论

三宝，是指天、地、人之间自然形成的三种重要物质，在此主要是指人体的三种宝与自然界的依赖关系。

杨天鹏根据自己的生活经验与临床实践，总结出治病必求其本的施法规律，其中的关键就是要注重"三宝"，他常说："天、地、人谓之三才，这是从粗的来讲，但从细、从深来讲，天、地、人都各有其三宝，即天有三宝日、月、星；地有三宝风、火、水；人有三宝精、气、神；脏有三宝肝、脾、肾。"杨天鹏充分应用了"天人合一"的基本原理和规律，以"三宝"学说，制订出益寿延年的养生法则，即从起居、饮食、精神、药物、练功等方面全方位地进行自我调节，从而达到精足、气旺、神明的效果。这样就可以充分发挥"三宝"之间相互依赖、相互制约、相互调节的多方面作用，使人体的生理变化向好的方向转变。杨天鹏95岁时仍耳聪目明、思维敏捷、身轻体健、行动自如、声音洪亮，百岁仍能应诊，而且自94岁起，他的头发、眉毛等开始由白转黑，这便是他将"三宝"理论应用于养生延年取得效验的明证。

2. 杨氏三通理论

杨氏长寿之源，除"三宝"理论，还有"三通"理论。他常说，长寿还要健康才行，这样才能幸福，那么，健康则离不开"三通"。三通，即思想通、二便通、气血通。

（1）思想通：就是心胸要宽阔，遇事要冷静，情志要舒畅。《黄帝内经》中所言"恬淡虚无，真气从之，精神内守，病安从来"，明确提出了养生应注重精神方面的保养。《灵枢·本脏》说："志意和则精神专直，魂魄不散，悔怒不起，五脏不受邪矣。"老庄学说主张以恬淡虚无为主导思想的精神养生，以及佛、道两家所倡导的修炼和清静无为均是精神和思想养生的先导。七情六欲，人皆有之，在一般情况下，属于正常的精神活动。喜怒哀乐各种感情的表露乃人之常情，是人的天性和本能的表现，而且各种适度的情志活动能抒发内心积郁，起到协调脏腑生理活动的作用。愤怒、悲伤、忧思、焦虑、恐惧等不良情志压抑在心中不能疏泄排解，对人体健康是十分有害的，甚至会导致各种疾病。情志活动过激，或过于持久，比如大怒、大悲、大喜、大恐，长时间地忧愁焦虑，这些超过常度的七情，可直接引起机体多种功能的紊乱而发生疾病。此时，七情便成了致病因素。因此，情志对人体的损害，不只取决于情志本身，而关键在于人们如何主动地去把握控制自己的不良情绪。凡事应看得开，想得通，不要在心里打结，思想不通，直接受到伤害的是自己的身体，这等于拿别人的过错惩罚你自己。现代医学研究发现，一切对人体不利的因素中，影响最大、最能使人发生疾病或短命夭亡的就是不良的情绪。人的精神状态正常，机体适应环境的能力，以及抵抗疾病的能力都会增强，从而起到防病的作用。患病之后，精神状态良好可加速康复。所以现代"健康"的概念，不仅仅指身体无病，还包含着一个人的心理是否健康。持久地愤怒、怨恨、忧愁等是心理障碍即心理不健康的表现，那么，这种人即或身体无病，也不能算是健康的人。因此，心理保健与其他养生方法同样重要，它直接关系到人的健康和寿数。

要做到思想通就要求我们趋利避害，重视、提高文化思想修养，提高自身素质。

思想通，首先，要避免不良因素对机体的刺激。不良因素包括外界的不良刺激及内源性的不良刺激。

尽量避免外界自然及社会环境对机体的不良刺激。精神及内在思想的调养均需要一个美好、健康的自然环境，和谐、良好的社会氛围，以及和睦、幸福的家庭氛围等，这些条件均有利于精神及思想的修为。因此，我们要积极创建这种良好的环境和氛围，尽量避免来自自然环境、社会环境、家庭因素等方面的不良刺激。

要积极地创建物质方面的条件，预防和治疗身体方面的疾患，防止其内源性因素对机体和精神产生不良刺激。躯体疾患既可摧残人体器官，给患者造成痛苦、忧愁等不良刺激，同时因重病、久病及随之而来的经济、家庭、社会压力又常常造成患者沉重的精神负担，这些不良的内源性刺激又会导致情志的异常变化，耗气伤精致脏腑气血功能逆乱，摧毁机体自身免疫机制，从而加重病情，影响康复，导致疾病迁延难愈，以致早衰甚至夭折。

其次，养生贵在养德。①德行高尚，首先包括为人正直，胸怀坦荡，心地善良，情绪乐观，意志坚定。杨天鹏心地善良，以贫苦百姓之疾为己之急。乐善好施，免费为劳苦大众看病施药，甚至施以盘缠。以仁者之心，尽己之力，扶危救困。做事坦荡，光明磊落，问心无愧。生老病死、富贵荣辱均视为人生必经之历练，淡然处之。杨天鹏不仅医技过人，而且医德高尚，在广大人民群众中树立了良好口碑，被卫生部中国医促会信誉度调查授予"德艺双馨医护工作者"称号。②具有良好的人际关系，这是身心健康的重要标志之一。提高自我心理调摄能力。过激、过久的情志刺激，在超越人的心理调节范围时就可能成为机体的致病因素。《灵枢·本脏》言："志意和则精神专直，魂魄不散，悔怒不起，五脏不受邪矣。"要达到"志意和"的境界就需要具备良好的心理调节能力。具体而言，"志意和"与人群中个体的性别、年龄、成长环境、人生经历、文化修养、气质、与生俱来的性格特点等各种差异密切相关。要使人心理健康，要正确对待人生中的不顺心、不如意。万事皆看得开，做到思想通达，"怒上心，忍最高，事临头，三思为妙"。秉承庄子之"无为"，追求崇尚自然高远，鄙弃狭隘功利主义。无为，并非不求有所作为，是指凡事要"顺天之时，随地之性，因人之心"，不要违反"天时、地性、人心"，凭主观愿望和心意行事。凡事应遵循客观规律，科学、合理、积极地作为。通过经验认识及思想活动过程来转移情绪情感反应，消除其不良刺激，保持良好的心境。③要具有良好的社会适应能力及处理世事的能力，要求与时俱进，应世、应时而为，能正确认识自我，调整心态，不断学习，善于接纳新生事物以适应复杂的社会环境。杨天鹏常常以一句简单、朴实而又富含哲理的口诀概括："年轻时操（练）技术，老了操（练）岁数。"杨天鹏年轻时遍访名师，虚怀若谷，不断学习进取。一生几经坎坷，命运曲折，他始终保持积极向上、不断进取、顺势而为的心态。在"文革"期间他蒙冤承受牢狱之灾，却没能摧毁他一颗积极向上、奋勇求进的追索之心。改革开放后，年届九十高龄的他，仍存一颗到香港特别行政区行医的雄心壮志。

（2）二便通：指要保持正常的排泄大便、小便功能。人存于世，必受世间内外之毒的侵袭。外来之毒包括细菌、病毒、农药、化肥、药物、大气、水源、噪声、重金属、电磁波污染等。内生之毒多指机体在其代谢过程中废物积滞而产生的再生之毒。毒侵机体致气机阻滞，营卫失和，耗伤气血津精，脏腑、经络运行失衡，致生疾病，加速衰老。现代医学研究证明，毒素长期积存体内，必然导致组织细胞的功能障碍，损害免疫系统，诱发多种疾病，对人体产生众多危害，严重威胁人类健康。为了达到祛病强身、养生保健的目的，就必须排毒解毒，最大限度地避免毒素对机体的危害。所谓排毒就是排泄毒素的过程，应保持排毒通道通畅无障碍。二便，是排出人体新陈代谢的废物的主要渠道。二便正常与否，直接影响到人体的健康。汉代王充在《论衡》中指出："欲得长生，肠中常清，欲得不死，肠中无滓。"苏东坡在《养生杂记》中说："要长生，小便清；要长活，小便洁。"二便不调是人体脏腑功能失调的表现。

大便通畅，能将肠中的残渣、浊物及时地排出体外，从而保证了机体正常的生理功能。如果经常大便秘结不畅，可影响胃肠的消化功能，使浊气上扰，气血逆乱，致使整个机体的生理功能失调，同时诱发许多疾病。在引起衰老的原因中，有一种自身中毒学说，认为衰老是由于生物体在自身代谢过程中，不断地产生毒素，逐渐使机体发生慢性中毒而出现衰老。而大便不通畅，食物代谢后的残余废物不能尽快排出体外，天长日久，自然会出现机体自身的慢性中毒观象——衰老。为了保持大便通畅，必须养成定时排便的良好习惯。饮食上注意多吃蔬果及含纤维素多的食物，辛辣动火之物易致大便燥结，应尽量少吃。排便时要顺其自然，可配合做深呼气使气以下行，来帮助排便。便后应注意肛门的清洁卫生。老年人因为全身的功能活动衰减，胃肠的运转功能亦减慢，加之多静少动，所以很容易出现大便秘结不畅，除了饮食调养外，可采用腹部按摩法来增强肠蠕动以助排便。大便的通畅离不开机体的功能锻炼，配合杨氏养生功促进气血运行，胃肠蠕动，可达通达之功。

小便通利，是指小便的量、色、质无异常，无疼痛、无滞涩感。如果小便量少，同时又出现肢体肿胀；或尿色黄、红，质地浑浊不清，尿时滞涩疼痛等均属病态。

小便是排出水液代谢废物的主要途径，小便通畅与否，与肺、脾、肾、膀胱等脏腑的关系极为密切。在水液代谢的整个过程中，肾气是新陈代谢的原动力，调节着每一环节的功能活动，故有"肾主水"之称。水液代谢的正常与否反映了机体脏腑功能的好与坏，特别是肾气的强与弱。小便通利，则人体健康，反之，则说明已经发生了某脏腑的功能障碍。小便的正常，证明机体水液代谢通畅调和，故《素问·经脉别论》有"通调水道"之说。老年人由于肾气渐亏，肾与膀胱的气化功能减弱，常出现排尿异常，除了到医院查明原因外，可服一些补肾壮阳之品以增强肾与膀胱的气化功能，同时可配合按摩小腹或热敷，加强气化以助小便排出。另外，有尿时要及时排出，不要有意识地控制小便，否则会损伤肾与膀胱之气，引起病变的发生。《备急千金要方·道林养性》中即有"忍尿不便，膝冷成痹"之说。因此，排小便一定要顺其自然，强忍不排或努力强排，都会对身体健康造成损害。

（3）气血通

1）气是人体生命活动的物质基础。中医学里所说的气有两种含义：一是构成人体和维持人体生命活动的精微物质，如水谷之气、呼吸之气等；二是指脏腑组织的生理功能，如脏腑之气、经脉之气等。两者相互联系，前者是后者的物质基础，后者为前者的功能表现。由于人体的气分布于不同的部位，有不同的来源与功能特点，因而又有元气、宗气、营气、卫气等不同名称。元气，又称真气。它是人体各种气中最重要、最基本的一种，由先天之精化生而来，出生之后，又要水谷精微的滋养和补充。它通过三焦分布于全身，内而脏腑，外达腠理肌肤，无处不到。所以《灵枢·刺节真邪》说："真气者，所受于天，与谷气并而充身者也。"人体各个脏腑组织得到元气的激发，才能各自发挥其不同的功用。所以，元气可以说是人体生命活动的原动力。因此，元气愈充沛，脏腑组织功能愈健旺，身体便健康少病。宗气，是由肺吸入的清气与脾胃运化的水谷之气结合而成，它主要是推动肺的呼吸和心血的运行，并且与人的视听言动各种功能都有关，所以又称宗气为"动气"。营卫之气，皆为脾胃中的水谷精微所化生。《素问·痹论》说："荣者，水谷之精气也，和调于五脏，洒陈于六腑，乃能入于脉也，故循脉上下，贯五脏，络六腑也。""卫者，水谷之悍气也。"《灵枢·本脏》说："卫气者，所以温分肉，充皮肤，肥腠理，司开阖者也。"气对于人体具有十分重要的作用，所以《难经·八难》指出，气者，人之根本也。分布于人体不同部位的气，各有其功能特点，但概括起来有推动、温煦、防御、固摄、气化五个方面的作用。人体的气是一种活动能力很强的精微物质。它不断地运行，流行全身，无处不到。不同的气，有不同的运动形式。而"升降出入"是气的基本运动形式。《素问·六微旨大论》说："升降出入，无器不有。"这就说明了人体各个脏器都在进行着升降出入的活动。气的升降出入是人体生命活动的一种表现。气的升降出入一旦停止，也就意味着生命活动的停止。所以《素问·六微旨大论》说："非出入，则无以生长壮老已；非升降，则无以生长化收藏。"气的升降出入，具体体现于各个脏腑的功能活动，以及脏腑之间的协调关系。只有全身各个脏腑的功能协调配合，也就是脏腑气机的升降出入处于相对平衡的状态，即气通，才能维持机体正常的生理功能。而如果气的运行阻滞不通，或运行逆乱，或升降失调，出入不利，便要影响五脏六腑、上下内外的协调统一，而发生种种病变。诸如肝气郁结、肝气横逆，胃气上逆、脾气下陷，肺失宣降，肾不纳气，心肾不交，等等。

2）血，是由脾胃水谷之精微所化生，正如《灵枢·决气》说："中焦受气取汁，变化而赤，是谓血。"血循行于脉中，对人体各脏腑组织器官具有濡养作用，是人体不可缺少的营养物质。血液通过脉管，流布全身，环周不休，运行不息，内至五脏六腑，外达皮肉筋骨，对全身组织器官起着营养和滋润的作用。这种作用于眼和四肢运动方面尤为明显。《素问·五脏生成》说："肝受血而能视，足受血而能步，掌受血而能握，指受血而能摄。"《灵枢·本脏》说："血和则……筋骨劲强，关节清利矣。"如果血不足或运行受阻，失去了濡养作用，就可能出现视力减退，眼睛干涩，关节活动不利，四肢麻木，皮肤干燥、作痒等病症。

血的运行正常，有赖于心气的推动，肺气的敷布，肝气的疏泄，以及脾气的统摄作用，即所谓"气行则血行"，气又能生血，气盛，则化生血的功能自强；血以载气，气不附于血中则将涣散不收而无所归。由此可见，气与血是相互滋生、相互促进、相互依赖又相互制约的统一体，两者有一个出现病理改变，另一个也会受到影响，如气虚必致血不足，气滞便会引起血行瘀阻，气逆则血不行常道，以及各种气血不和的病变。如《素问·调经论》说："血气不和，百病乃变化而生。"治疗时，应调整气血之间的相对平衡关系，正如《素问·至真要大论》所谓"疏其血气，令其条达，而致和平"。

气血的通畅与否，与情志关系十分密切，一般来说，排除疾病因素，只要做到了思想通，即没有气郁、气滞、气结，气血便通达和顺，各脏器组织功能协调正常，机体长久处于这种最佳状态，才能使人身轻体健，精力充沛，思维敏锐。

综上所述，"三宝"是人体生命活动的基础和主宰，"三通"是护卫"三宝"的关键，精、气、神强，百病不生，神衰气弱则万病生焉。这样，又将中医学"肾为先天之本，脾胃为后天之本"的理论向更高深的层次推进了一步。

3. 杨氏饮食起居养生

杨氏认为，为了保持健旺的精力和强健的体魄，对于日常生活起居也倍加重视。起居有节主要是指起卧休息和日常生活的各方面要有一定的规律，并应合乎自然界与人体的生理常度，这是强身健体、延年益寿的重要原则。

（1）合理的作息：《素问·上古天真论》说："饮食有节，起居有常，不妄作劳，故能形与神俱，而尽终其天年，度百岁乃去。"人们若能起居有常，合理作息，就能保养神气，养精蓄锐，使体强精充，精力旺盛，面色红润光泽，耳目聪明，神采奕奕。对于中老年的睡眠，杨天鹏强调不可过多，亦不可不足，一般晚上睡 6~8 小时，中午小眠 30~60 分钟即可。反之，若起居无常，违背自然规律与人体生物钟的常度来安排作息，就不能有效地消除工作中的疲劳，天长日久，则会神气衰败，表现出精神萎靡不振，面色无华，目光失神，气短无力，疲乏困倦。正如古人所说，起居无常，便将"半百而衰也"。也就是说，在日常生活中，若起居作息逆于自然与人体的规律，不合于道，恣意妄行，以妄为常，会导致人早衰而减少寿数。

（2）减少思虑：这是养生中极为重要的一方面，清代医家徐灵胎认为，嗜欲、过劳、思虑是促使早衰的重要原因，并指出："能绝嗜欲、戒劳动、减思虑，免于疾病夭折则有之。"减少思虑，是人们精神、情志调养的一条重要原则。人们在生活的道路上曲折坎坷、不尽如人意是常有的，甚至要承受来自各个方面的压力和负担。对于事业、爱情、家庭、老人、孩子，我们每个人都得尽职尽责地扮演好各种不同的角色。而喜怒哀乐、忧愁思虑乃人之正常情绪，如果终日繁忙奔波，又被生活中的琐事困扰，忧愁烦恼占据整个心里，必定是身心疲惫不堪，伤精耗气又伤神，必致早衰无疑。所谓减少思虑，就是要保持和平宁静的心境，不为琐事烦恼，世间一切所谓忧愁痛苦皆取决于如何看待，境由心造，自己的心境是欢乐是忧愁，全在于自己如何去想。一个人如果心胸狭窄，患得患失，斤斤计较，视金钱、名利如命，欲壑难填，这些不健康的心理很难让人不早衰、不减寿。所以要使人长寿不衰，就必须做到心胸开阔，性格开朗乐观，处事豁达大度。所谓"大肚能容，容天下难容之事；开口便笑，笑世上可笑之人"。名利得失不要过分计较，时刻保持宁静淡泊的心境。正如诸葛亮在《诫子书》中所说："非淡泊无以明志，非宁静无以致远。"保持轻松愉快的心情，可以使睡眠安稳、食欲增加、精力旺盛、头脑灵敏。现代医学研究表明：当人体功能处于内外协调、统一和谐的最佳状态时，内分泌功能和免疫系统功能皆会出现上升趋势，反之则下降或紊乱，这也是人衰老过快的重要因素。

（3）节嗜欲：节欲保精是抗衰防老的重要一环。正常人都有七情六欲，这是一种生理现象。但要有所节制，更不可放纵。人的年龄逐渐增长，体力也不断下降，加之工作、学习、家务及亲朋好友间的礼尚往来，必然要消耗很多体力、精力和时间，特别是中年人，他们肩负各种重担，扮演着社会和家庭中各种难演的角色，这些都不同程度地消耗着精、气、神，所以在房事上更应谨慎有节，当然，房事是夫妻生活中的重要部分，有节制有规律的性生活，可以愉悦身心，增进感情，还可调节人体内分泌功能，对身体健康是有益的。反之，如果无节无制，必然会使肾气损伤，肾精大耗，最终导致体内阴阳失衡，脏腑功能失调，阴阳气血精亏损，于增寿延年是百害无一益的。房事不节，一是指不节制，纵欲无度；二是指不懂房事事宜，房事不谨慎。《三元延寿夸赞书》中指出："欲多则损精。人可保命者，可惜者身，最重者精。肝精不固，目眩无光；肺精不交，肌肉消瘦；肾精不固，神气减少；脾精不坚，齿发浮落。若耗散真精不已，疾病随生，死亡随至。"临床上常见到房事过度的人表现出腰膝酸软，头晕耳鸣，倦怠乏力，面色晦暗，小便频数，男子临房不举，女子月经不调。房事不节，还可引起很多疾病的发生，因为"正气内存，邪不可干"，"邪之所凑，其气必虚"。现代医学研究证明，失精过多，人体激素水平下降，人体免疫功能减退，人体组织蛋白形成能力低下，血液循环不畅，内分泌功能失调，人体新陈代谢低下。不仅是身体虚弱，而且容易引起许多疾病。这充分说明，"纵欲催人老，房劳促命短"的传统说法是有科学依据的。

（4）饮食养生：饮食养生包括科学饮食和饮食禁忌两方面，合理地摄取食物是增进健康、益寿延年的重要保证。"百病皆从口入"，要防病祛邪必然要把好入口关。杨天鹏认为饮食宜忌关乎养生之要旨。食物是为人体提供生长发育和健康生存所需的各种营养的可食性物质，说明食物最主要的作用是营养作用。近代医家张锡纯曾在《医学衷中参西录》中指出，食物"患者服之，不但疗病，并可充饥；不但充饥，更可适口，用之对症，病自渐愈，即不对症，亦无他患"。这说明中医很早就认识到食物不仅能起到营养机体的作用，而且还能防病祛病。食疗现已成为现代人重要的养生途径，并将继续成为人类防病、治病最为低廉、有效、乐为人们所接受的重要方式，为人们寻求健康保障提供了重要、便捷的途径。饮食养生具体包括以下 5 个方面。

1）进餐时间规律：杨氏主张进餐时间恒定、规律，反对进餐时间的随意性，反对饥饱不匀。进餐时间混乱不能使机体形成摄纳－运化－收藏的正常生物钟，可致脏腑气血运行逆乱，最终导致食物等营养物质不能最大限度地被机体吸收利用。

2）每餐定量：杨氏主张合理掌握每餐的进食量，这是饮食养生的重要环节之一。进餐时不能单纯因个人的喜恶，厚此薄彼，简单地选择性进食，而导致每天的进食量相差悬殊，进食量少时不能提供给机体均衡、足量的能量供给，而多饮暴食又会加重胃肠等脏腑的负担而致运化失衡。

3）少食多餐：一日五餐，将定量的食物分成五次进食，与一日三餐相比，养分摄取不受损失，但胃肠受纳运化的负担明显减轻，将水谷精微物质充分吸收，利用率明显增高，同时体内所产生的多余热量减少。有关资料明确显示，每餐进食量减少，可降低血中胰岛素水平，从而增加脂肪酸燃烧，避免肥胖等不利因素。

4）消耗多余热量：虽然我们深知暴饮暴食将产生多余的能量，转化为脂肪，从而加重心肺负担，不利于健康长寿，但人非圣贤，仍有不少人难以避免，偶尔为之，对于这种情况杨氏也有处置之道。合理、有效的办法是缩减之后一餐，以抵消前一餐摄入的过多热量。在缩减餐次方面，建议缩减三餐之外的间隔之两餐，甚至可缩减晚餐以达降低热量摄入的目的。一方面减少摄入量，而同时增加消耗量，采取多运动等方式，以消耗多余的热量，防止热能积存转化为脂肪。

5）饮食组成合理，搭配均衡：每餐营养搭配应合理，碳水化合物、蛋白质与脂肪、蔬菜纤维素等对健康同等重要，缺一不可，关键在于巧妙组合，搭配合理，不能厚此薄彼而使营养失衡。《素问·藏气法时论》记述的"毒药攻邪，五谷为养，五果为助，五畜为益，五菜为充，气味合而服之，以补益精气"说明了膳食营养合理搭配的重要性。杨氏认为现在物质生活水平提高，要避免大量畜肉类及其制品的摄入，膳食纤维的摄入尤为重要。杨氏饮食养生之宝尤重红薯，被其称为"长寿果"。这一朴素、价廉、易得的食物，杨天鹏经常食之。可蒸煮食之或熬粥食之，不仅可以替代部分米面的摄入，关键在于其富含纤维素，食之可达饱腹之功，同时又不阻滞胃肠气机运化，便于体内糟粕的排出。《本草纲目拾遗》等有关文献记载，红薯有"补虚乏、益气力、健脾胃、强肾阴"的功效，使人"长寿少疾"，并具补中、和血、暖胃、肥五脏等作用。《中华本草》有云，其"味甘，性平。归脾、肾经。补中和血、益气生津、宽肠胃、通便秘。主治脾虚水肿、疮疡肿毒、肠燥便秘"。现代研究已证明，红薯是一种药食兼用的健康食品，富含微量元素和膳食纤维，可增强肠道蠕动，通便排毒，更有防癌抗癌的作用。

4. 杨氏的四季养生理论

四季养生，即是要求追寻、总结自然四季的特点及四季的变化规律，调整人们的饮食起居，顺应自然变化的特点，以达到事半功倍的养生目的。《灵枢·邪客》有云："人与天地相应。"人的生命活动是遵循自然界的客观规律而进行的，人体自身具有自我调节、与自然变化规律相适应的能力。如果人能掌握其规律，遵循四季自然之变化，从而主动地采取各种适时而为、趋利避害的养生措施，适应其变化，就能防病避邪，强健身体，延缓机体的衰老，延年益寿。杨氏强调"天人合一"的养生思想，强调在养生的过程中，既不可违背自然规律，同时也要重视人与社会的统一协调性。正如《内经》主张："上知天文，下知地理，中知人事，可以长久。"早在《素问·四气调神大论》中就已提出："春夏养阳，秋冬养阴，以从其根。"这种"顺季调摄，顺时养生"的原则，就是顺应四时阴阳消长之节律，驱避风寒暑湿燥火之邪气进行养生，从而使人体生理活动与自然界变化的周期同步，保持机体内外环境的协调一致，以达阴阳调和、阴平阳秘的境界。

（1）春季养生：春主生发，此时阳气上升容易伤阴，因此要特别注重养阴，可以多选用百合、山药、莲子等食物。在脏应肝，应调畅情志、调和气血、养心宁神。

风为春季之主气。《素问·风论》言："风者，善行而数变。"《素问·骨空论》言："风者，百病之始也。"均说明春季多风，昼夜温差相对较大，且时有寒流侵袭，天气变化较大，春雨较多，容易诱发年老体弱者和易犯患者群的病症。春季养生，最重要的仍是保持阴阳平衡，做到饮食、起居、寒热规律。此时，冬季机体潜伏之寒邪尚未褪去，阳气尚未完全得以生发，要注意防风御寒，适时添减衣被，不要因一时减衣过急过快致风邪乘虚而入而罹患风疾。俗语"春捂秋冻"在指导人们春秋二季着装上是很有实际意义的。注意房间通风情况，同时应尽量避免到人群密集的场所，以避疫邪横行。

春季是万物复苏的季节，也是恢复身体"元气"的最佳时节。由于"寒性收引"，寒冷的冬季限制了人们的运动锻炼，使机体内各脏腑器官、肌肉经络的功能都有不同程度的减弱，均需要通过锻炼以舒其筋，增强脏腑器官的运化功能。春季人们应该进行适当的运动，如简便易行的杨氏养生功，可催醒体内的生机，增强抗病能力。

（2）夏季养生：暑湿之气为夏季主气。夏天气温高，天气炎热，要注意降火祛暑，多饮茶水，通过补充足够水分以促进机体新陈代谢，调节体温、输送养分及清洁体内毒素。要注意饮食调节，宜清淡，尽量少吃煎炸食物或者辛辣刺激食物。午睡时间不宜太长，午后小憩即可恢复神气。大汗后不宜冲冷水澡，运动应以平缓的有氧运动为主。南方夏季多湿，暑湿夹杂最易伤人脾胃，致运化失司而水湿内生。李东垣在《脾胃论·脾胃盛衰论》中说："百病皆由脾胃衰而生也。"故祛暑化湿为夏季养生之要义。夏季防暑降温之果优选西瓜，绿豆南瓜粥具有补中益气、清火解毒的作用，薏仁粥食之可以祛湿，冬瓜亦为降火祛暑、利湿的当季蔬菜；也可以自制凉茶来降火，选用夏枯草、金银花、菊花、老鹰茶等泡水，可起到生津止渴、清火祛暑之功，少量频饮对于降火祛暑都非常有效。

（3）秋季养生：秋主收敛、肃降，在脏应肺。秋季天气转凉，气温逐渐下降，昼夜温差明显，且风多干燥，燥邪易于入侵机体使人得病。杨氏主张在此季节，人们既要注意防寒保暖，又不能过早、过多添加衣物，要尽量让机体处于凉爽状态，让身体逐步适应由凉至寒的气候转变，通过锻炼使其具有抗御风寒的能力。但是秋季气候变化无常，也要因人而异，老年人及体弱之人要顺应气候变化，适当注意保暖，以防止感冒和引发呼吸道等各种疾病，要根据天气情况，及时增减衣服，防寒保暖，防病保健。

燥为秋季主气。燥邪侵袭多从口鼻入，侵犯肺卫。初秋燥邪夹杂夏热之余气而成温燥致病，深秋则夹杂冬季之寒气而成凉燥致病。燥性干涩，易伤津液，致口鼻干燥，咽干口渴，皮肤干涩，甚则皲裂。燥易伤肺，耗伤肺津而致肺的宣肃功能失司，而致干咳少痰、喘息之病。故秋季养生保健既要防止寒气伤身，还要防"秋燥"伤津袭肺。

秋季进补要养阴润燥，首推食补，切不可仅重药补而轻食补，也不可盲目进补，或过量滥用滋补品导致过度兴奋、烦躁激动、血压升高，甚至引起鼻孔流血等。药物饮食养生首推百合粥，麦冬、生地、玄参泡水啜饮，多食梨、橙等水果。

秋季养生适宜轻松平缓的运动。坚持适宜的体育锻炼，不仅可以调养肺气，又可提升肺脏器官的功能，有利于增强各组织器官的免疫功能和身体对外界寒冷刺激的抵御能力。正所谓：正气存内，邪不可干。

（4）冬季养生：寒为冬季主气，寒为阴邪，易伤阳气，寒性凝滞，主收引。冬季气温骤降，人们疏于添加衣被，常易感受寒邪，损伤人体阳气，失其温煦气化之功能，从而出现气血凝滞、经脉拘急等阳气衰退之象。

冬季要注意保暖，适时添加衣物，可借助现代多种御寒手段抵御寒气。应减少户外活动，适当早睡晚起，以避外界之寒气。

冬季进补要辨证。一方面要考虑到不同的地理性因素，同时还要考虑个人的体质差异因素，辨证施补。例如，冬天四肢厥冷的人阳气衰微，心肾阳虚适合"温补"，体质相对好的人则适合"平补"。应遵循"秋冬养阴""养肾为先""养肾防寒"的原则，饮食以滋阴潜阳、增加热量为主。饮食上要重视肾的调养，注意热量的补充，要多吃动物性食品。冬季饮食宜温热松软，忌黏硬、生冷。可适当进食牛羊肉以补充机体热量。

5. 杨氏针对不同年龄阶段及性别的养生之道

目前人们对养生的认识仍存在一定的误区，很多人认为养生不关年轻人的事，只是老年人的事，认为养生的目的仅仅是为了长寿。殊不知养生一是为了长寿，而更重要的目的是调节机体功能，保证身体健康，不受疾病的侵袭，以饱满的精神状态和强健的体格来从容应对工作和生活。现代人的生活、工作压力较大，亚健康状态越来越呈现年轻化趋势，因此，解压释负、调节身心健康对于任何年龄阶段的人来讲都是必不可少的。养生的观念应贯穿人的一生，不仅只在老年时贯彻执行，在人生各阶段针对该阶段的体质特征和个体的不同体质辨证施法，制订不同的养生方案，将各项生活宜忌认真地执行。养生在于调和阴阳，流通气血，保证人体的健康，同时也提高心理的调适能力。

（1）胎儿期的养生保健：此期人体形成初始，胚胎依附于母体，在子宫中生长发育，此时自身的营养吸收及生长变化均有赖于母体的供给。能够由内而应外，感受外界的变化。故母体的营养状况及身心健康对胎儿的影响起着决定性作用。因此，在此期养生均要求针对母体进行调整，以保障胎儿的正常健康发育，真正做到生命伊始即已养生。这就要求为母体提供良好的自然和社会环境，远离不利因素，避免声光电磁辐射、有毒气体的熏染，行事从容和缓，保持精神安定愉悦，饮食营养丰富均衡，保证睡眠充足，节制房事等。

（2）婴儿期的养生保健：此期机体稚嫩，形气未充，神气未定，为"至阴至阳之体"，易为邪袭，病情传变迅速，故此期养生在于母子同养，养母以防止母病及子，养子以保证其各种生理、心理的成长需求。适时调整喂养方案，适其寒温，多见风日，合理饮食，创造和谐、安宁、愉悦的生长环境。

（3）幼儿期的养生保健：此期已完全脱离对母体的依赖，养生主要针对幼儿机体自身的调养，前提必然是在父母的指导和关怀下进行。在此期生长发育迅猛，智力、体力等各方面能力得到大幅度提升，逐渐开始认知自然和社会环境。在此阶段应合理安排膳食，必须保证供给足够的热能及营养，并注意营养搭配之间的平衡。注意食物的色、香、味，食物制作宜细、烂、软，以促进幼儿进食，并注意培养良好的饮食、卫生习惯，加强早期教养，以促进动作和语言的发展，使幼儿身体发育结实、心理健康，为今后的养生打下坚实基础。

（4）青春期的养生保健：此期是精神与形体变化最显著的时期。身体方面第二性征出现，生殖力逐渐成熟，人生观、世界观逐步形成，情绪、心理等波动相对较大。此期在强调营养供给的同时，应同时强调逐步养成健康运动的习惯，并将此良好习惯保持终生。适当的体育运动不仅在繁忙的学习之余可起到舒缓筋骨的作用，更大的意义在于"动则生阳"，可促进体格发育。此期父母应加强和子女的沟通，帮助他们形成正确的人生观，才能以良好的心理素质应对今后的人生道路。

（5）中壮年期的养生保健：此期身体功能成熟，是人生精力最旺盛、工作效率最高的时期。然而到了中年时期，肾气渐衰，同时处于承前启后期，工作及家庭的双重重担所产生的众多压力、矛盾，使人们操劳思虑过度、休息过少，必然导致体质下降，防病、抗病能力减弱，而罹患疾病。此期应该劳逸结合，合理安排生活、工作和学习的时间，保证充足的睡眠，适当进行必要的体育锻炼。如杨氏养生功简便易行，轻松舒缓，在工作及学习间隙即可施行。坚持锻炼可舒筋展骨，预防颈腰椎病，也可使紧张的脑神经得以松弛休息。饮食养生方面应做到餐食规律，营养搭配合理，饥饱适中，适量适时。力戒烟酒，少食饮料、甜食。同时节房事以保肾精。中年阶段即可根据个体差异开始进补补养肝肾、平补之品。女子贵在养血，以调补肝脾为重；男子贵在养精，以调补肝肾为重。例如杨氏"开弓大力丸"为优选之品。

（6）老年期的养生保健：此期特点是肾精已亏。首先要面对现实，正视衰老而不畏惧衰老，保持轻松应对的心态。人之衰老为必然的自然规律，故思想上要放得开，心无羁绊，怡然自得，访友话旧，多与人交流，培养兴趣爱好，进行适当的智力活动。注意起居规律、饮食适宜、锻炼有常，使阴阳平衡、气血顺畅，则老而不衰，可望延年益寿。饮食宜以清淡为主，饮食规律化和营养均衡化尤为重要。五谷杂粮是老年人饮食中必不可少的食物组成。药物可选用补养气血、培补肝肾、血肉有情之品。

6. 杨氏药物养生

药物养生的具体应用是着眼于平衡阴阳、调养气血、强筋健骨，在一定程度上可起到益寿延年的作用。

　　延年益寿的方剂大多是针对年老体弱而设，因此，补益之法往往成为其组方的主要方法。益寿延年之方剂，应以补脾胃、肝肾为主，这是根据中老年人脾肾易虚之特点而设的。然而，方剂的组成是以辨证为依据，药物间的配伍有君、臣、佐、使之分，要求有机配合，互相协调，因而在方剂的组成上是有一定的法则的，即应按照有补有泻、有塞有通、动静结合、内外兼治的原则。杨天鹏常用的中药可分为补气血、益肝肾、调阴阳、理脾胃、强筋骨5个大类，其中用药善用"血肉有情之品"。

　　（1）常用药物：人参、黄芪、茯苓、山药、熟地、紫河车、何首乌、龙眼肉、枸杞子、黄精、龟板、鹿茸、菟丝子、杜仲、大枣、肉苁蓉、山茱萸、补骨脂、淫羊藿、锁阳、当归、白术、天冬、麦冬，具体应用本书前面章节已经介绍。

　　（2）药物养生注意事项：上面介绍了杨氏常用的药物，只要用之得当，它对人们的健康大有好处。但应该引起注意的有两点。

　　1）不盲目进补：药物有补泻，体质有虚实，"虚则补之，实则泻之"。如果身体虚弱当用补养药；若身体壮实，或虽患病，但不存在体虚的症状，就不宜用补。中药补养药不同于一般营养药，应遵循"以偏治偏"的原则，即以药物能"补"这一偏性，治疗体"虚"这一偏性。如果不存在"虚"的偏性，就不宜用"补"的偏性。很多中药补养药都是通过调整人体各脏腑器官组织的功能，使之达到阴阳平衡来维持人体的健康。如果人体气血调和，再妄用补药，反而会破坏机体的和调平衡，引起一些疾病。例如，健壮之人服用人参、鹿茸，常会引起头晕、失眠、口干舌燥，甚至流鼻血等。

　　2）用药缓图：衰老是个复杂而缓慢的过程，任何益寿延年的方法，都不是一朝一夕即能见效的。药物养生也不例外，不可能期望在短时间内依靠药物就能达到养生益寿之目的。因此，用药缓图其功，要有一个渐变过程，不能急于求成。若不明白这些道理，则反而欲速不达，非但无益，反而有损健康，应当予以重视。

7. 杨氏壮元益寿功法

　　杨天鹏年逾九十高龄时仍旧精神矍铄，面色红润，头发由白转青，轻松从事医疗工作，百岁高寿时思路仍保持清晰。杨天鹏常说，因为目前医疗技术的发展，人类活到百岁已不是奢望，但若长寿却不健康，这不是幸福，既健康又长寿才是人们追求的目标。杨天鹏总结自己近一个世纪的养生实践，形成了独具一格的长寿功法：杨氏壮元益寿功。此功法具有平衡阴阳、调和气血、填精补髓、强壮筋骨、消除疲劳、提神醒脑、通经活络等功效。此法简单易行，广泛适用于各类人群。但凡事贵在坚持，每日认真锻炼，坚持不懈，必收奇功。壮元益寿功共十一步，前十步是动功，最后一步是静功，现分别介绍于下。

第一式　吐故纳新

站立位，双脚分开，均匀呼吸，全身肌肉放松。两肘屈曲成90°左右，双手握拳交叉，拳心向上置于胸前，先吸气后，再向下弯腰，伸腰时向外吐出废气，同时双拳与前臂向外旋动，并将拳心旋向外，双手上举与耳基本平行。

其动作要领是：呼气、吸气要与动作协调配合，速度为每分钟 10～15 次。

吐故纳新功法具有排出废气、吸入新鲜空气、改善机体循环的作用，可连续进行 10～15 次。

第二式　望月探海

站立位，双脚分开，双手叉腰，全身肌肉自然放松，先稍静立片刻，调匀呼吸，然后做头向后仰，抬头望月与往下俯视探海动作。

其动作要领是：头往下俯视时，尽量让下颌部贴近胸部，抬头时应尽量往后仰。动作要快慢适中，并带有一定节律性，每分钟可进行 20 次左右。

望月探海功法具有调节气血、醒脑开窍、流通督脉等作用，可连续进行 5～10 次。

第三式　转运户枢

站立位，双脚分开，双手叉腰，全身肌肉自然放松，均匀呼吸后稍静片刻，双目微闭，头向左右不同的方向进行转运。

其动作要领是：转运时要有节奏感，快慢适中，不可过速，每分钟进行 15～20 次。

转运户枢功法具有放松肌肉、消除疲劳、调整筋位等功效。每次可进行 5～10 遍。

第四式　风摇天轴

站立位，双脚分开，双手叉腰，微闭双目，颈部肌肉自然放松，头部以颈椎为中轴，先进行顺时针方向摇转，然后再进行逆时针方向摇转，摇转应顺时针与逆时针交替进行。

其动作要领是：摇转动作快慢适中，不可过速，每分钟转 10～15 次。

风摇天轴功法具有放松肌肉、消除疲劳、调通血脉、提神醒脑等作用。

以上为杨天鹏的"壮元益寿功"前四步，其中第一步功法"吐故纳新"是预备功法，对改善机体的呼吸与循环尤为明显。第二、三、四步功法能改善颈部的血液循环，消除颈部肌肉疲劳，增强颈部肌肉与韧带的弹性与韧性。

第五式　旋肩松臂

站立位，双脚分开，双手叉腰，全身肌肉自然放松，呼吸随肩部的旋动而自然调节，双肩依先后次序交替向前方旋动 3～5 次后，再向后方旋动 3～5 次，可依次交替进行 4～5 遍。

其动作要领是：旋动时要带有节奏感，速度应快慢适中。

旋肩松臂功法具有调节气血、理顺筋位、通利关节、松弛肌肉、解除粘连和痉挛等作用，练习此功法对治疗肩部疾患和预防肩周炎等有很好的作用。

第六式　松胯转腰

站立位，双脚分开，双手叉腰，全身肌肉自然放松，呼吸自然调节。先将胯部左右摇摆放松 3～5 次后，再前后舒展旋动腰胯部。松胯与转腰旋动应交替进行，并应顺时针方向与逆时针方向相互交换。

其动作要领是：旋动要宽松、自然、舒展、随意而带节奏感。

松胯转腰功法具有通经活络、调和气血、松弛肌肉、调节阴阳平衡、强壮筋骨、改善机体抗病能力及滑利关节等功效。可连续进行 5～10 遍。

第七式　动肢摇节

双腿自然分开呈八字，弯腰护膝，头部自然下俯，双目俯视脚尖。随呼吸的运动，旋动双膝关节，以膝带动髋、腰、肩、肘等全身主要关节的运动。

其动作要领是：旋膝关节要内旋动与外旋动交替进行。旋动不可过速。

动肢摇节功法具有调节气血、通利关节、松弛肌肉、通经活络、防止关节老化等功效。可连续进行 10～20 次。此法不仅对髋、膝关节的退行性改变有防治作用，而且对促进全身各关节的灵活性都有积极性作用。

第八式　马步翻臂

双腿分开呈马步位，双上肢向前方伸直，双手背相靠，掌心向外。以上准备就绪后，有节奏地翻动上肢，翻动过程中同时用力握拳。

其动作要领是：随呼吸的运动，有节奏地由内向外旋转整个上肢，以此带动肩关节的旋转运动。可连续进行 10 ~ 40 次。

马步翻臂功法具有增强腰、腿和上肢肌力，以及关节韧带的弹性和韧性作用。此法的关键在马步位，它可锻炼腰腿部和小腿的肌力。

第九式　左右推掌

站立位，双脚分开，双手自然下垂，全身肌肉放松，呼吸自然均匀。以上准备就绪后，双手掌分一前一后左右交替推出，头与身体随手掌的推出而自然转动。

其动作要领是：推出手掌时要有力，并要略带轻松、随意。

左右推掌功法具有平衡阴阳、消除疲劳、通利关节等功效。此法可连续进行 10 ~ 20 次。

第十式　脚荡碧波

单手扶持支撑物站立后，呼吸自然均匀，稍静立片刻后，双脚交替提起荡动。

其动作要领是：荡动时要自然有力，犹如荡水一般，双脚可交替荡动 5 ~ 10 次。

脚荡碧波功法具有平衡阴阳、消除疲劳、松弛肌肉、舒筋通络等功效。

第十一式　静功

十步动功练完之后，再信步回到安静的室内，靠坐沙发上，双腿自然分开，双手合抱放置于丹田，闭目养神 10 ~ 20 分钟，以达到"以静制动""动静结合""阴生阳长"、养神固精之效果，所以，杨天鹏称此为静功。

8. 杨天鹏骨伤科医生体功锻炼法

杨天鹏认为骨伤科治疗均需要具体的操作，是一种脑手结合度较高的工作。正因为其特殊性所以对医者的体力、精力的要求较高，只有拥有坚强的体魄，充沛的体力，饱满的工作热情，才能更好地医治疾病。须知"动则生阳"，好动则血脉畅通，筋骨强健，阳气旺盛，自然能够健康长寿。"静则生阴"，静多动少则阴气太盛，体弱多病，缺乏精神。杨天鹏强调体功锻炼能够起到强身健体、增强体力的作用，保证医者在临床治疗工作中不致体力透支，甚而发生自我损伤；同时在诊治患者时医者就可轻松胜任，一次到位，从而减轻患者痛苦、节约医疗时间。杨天鹏不仅自己常年不懈地进行体功锻炼，并且在教授徒弟学习中医骨科技术时，就把体功锻炼作为中医骨科医生的第一课。杨天鹏认为功夫是练出来的，必须认真打磨筋骨，炼精化气，才能具备精、气、神，功劲力气自然成也。尤其对于女徒弟更是要求严格，强调体功锻炼，易筋换骨，弥补先天性别之不足。

（1）体功锻炼的注意事项

1）节制房事："肾为先天之本"，必须"积精全神"，深藏肾气而不泄。房事必耗损精气，致肾不藏精，精气外泄，肾亏精耗，而不能使其肾精充盈、筋强骨健。故单身青年必须戒绝房事，提倡晚婚；已婚者也应节制房事，提倡晚育。

2）练功环境及时机：练功环境宜清净卫生，光线明朗，空气流通。适宜早晨练功，避免大雾笼罩、雷雨交加、大风之时，以及饮酒或饭后饱胀之时练功。

3）练功时调顺气机：练功过程中，必须注意力集中，心无旁骛，调顺呼吸，气沉丹田，做到心情平静，不可心浮气躁。只能是"力透肢体"，切忌咬牙切齿，鼓动"心力"，事倍而功半也。

4）练功重在坚持：易筋换骨，转弱为强，并非一朝一夕之事。必须长年累月坚持不懈，逐渐增益，积少成多，终有大成。杨天鹏的座右铭："乾元亨利贞，功成法自修"，就是说要像一年春、夏、秋、冬四季连续不断的天气运转，坚持练功的意思。医者对体功锻炼的作用应有清楚的认识，自觉地坚持锻炼。

（2）体功锻炼功法：杨天鹏早年便拜师学习中医骨科兼少林武术，习得易筋经及其少林武艺，一生之中从不间断，精神饱满，身手矫健。手中关公刀重达47斤，却运转如风，刀法精奇，绝响于武林。杨天鹏老年时，头发由白转青，面色红润，皮肤滑嫩如孩童，记忆不减，思维敏捷，讲课声如洪钟，每日诊治患者多名，毫不觉累。曾有许多年轻人欲与他扳手劲试他力道大小，均败下阵来。以下为大家具体介绍功法。

易筋经

易筋经包括内功和外功两种锻炼方法，各有12式。易筋经内功采用站式，以一定的姿势，借呼吸诱导，逐步加强筋脉和脏腑的功能。大多数采取静止性用力。呼吸以舒适自然为宜，不可屏气。

易筋经外功注重外壮，《易筋经外经图说》指出："凡行外壮功夫，须于静处面向东立，静虑凝神，通身不必用力，只需使其气贯两手，若一用力则不能贯两手矣。每行一式，默数四十九字，接行下式，毋相间断。行第一式自觉心思法则俱熟，方行第二式。速者半月，迟者一月，各式俱熟，其力自能贯上头顶。此练力练气，运行易筋脉之法也。"

第一式：韦驮献杵

两臂屈肘，徐徐平举至胸前呈抱球势，屈腕立掌，指头向上，掌心相对（10cm 左右距离）。此动作要求肩、肘、腕在同一平面上，合呼吸酌情做 8～20 次。

诀曰：立身期正直，环拱手当胸，气定神皆敛，心澄貌亦恭。

第二式：横担降魔杵

两足分开，与肩同宽，足掌踏实，两膝微松；两手自胸前徐徐外展，至两侧平举；立掌，掌心向外；两目前视；吸气时胸部扩张，臂向后挺；呼气时，指尖内翘，掌向外撑。反复进行 8～20 次。

诀曰：足趾挂地，两手平开，心平气静，目瞪口呆。

第三式：掌托天门

两脚开立，足尖着地，足跟提起；双手上举高过头顶，掌心向上，两中指相距 3cm；沉肩屈肘，仰头，目观掌背。舌舐上腭，鼻息调匀。吸气时，两手用暗劲尽力上托，两腿同时用力下蹬；呼气时，全身放松，两掌向前下翻。收势时，两掌变拳，拳背向前，上肢用力将两拳缓缓收至腰部，拳心向上，脚跟着地。反复 8～20 次。

诀曰：掌托天门目上观，足尖着地立身端。力周腿胁浑如植，咬紧牙关不放宽。舌可生津将腭舐，鼻能调息觉心安。两拳缓缓收回处，用力还将挟重看。

第四式：摘星换斗

右脚稍向右前方移步，与左脚形成斜"八"字，随势向左微侧；屈膝，提右脚跟，身向下沉，右虚步。右手高举伸直，掌心向下，头微右斜，双目仰视右手心；左臂屈肘，自然置于背后。吸气时，头往上顶，双肩后挺；呼气时，全身放松，再左右两侧交换姿势锻炼。连续 5～10 次。

诀曰：只手擎天掌覆头，更从掌内注双眸。鼻端吸气频调息，用力回收左右侔。

第五式：倒拽九牛尾

右脚前跨一步，屈膝呈右弓步。右手握拳，举至前上方，双目观拳；左手握拳；左臂屈肘，斜垂于背后。吸气时，两拳紧握内收，右拳收至右肩，左拳垂至背后；呼气时，两拳两臂放松还原为本势预备动作。再身体后转，呈左弓步，左右手交替进行。随呼吸反复 5～10 次。

诀曰：两腿后伸前屈，小腹运气空松；用力在于两膀，观拳须注双瞳。

第六式：出爪亮翅

两脚开立，两臂前平举，立掌，掌心向前，十指用力分开，虎口相对，两眼怒目平视前方，随势脚跟提起，以两脚尖支持体重。再两掌缓缓分开，上肢呈一字样平举，立掌，掌心向外，随势脚跟着地。吸气时，两掌用暗劲伸探，手指向后翘；呼气时，臂掌放松。连续 8～12 次。

诀曰：挺身兼怒目，推手向当前；用力收回处，功须七次全。

第七式：九鬼拔马刀

脚尖相衔，足跟分离呈"八"字形；两臂向前呈叉掌立于胸前。左上肢屈肘经下往后，呈勾手置于身后，指尖向上；右上肢由肩上屈肘后伸，拉住左手指，使右手呈抱颈状。足趾抓地，身体前倾，如拔刀一样。吸气时，双手用力拉紧，呼气时放松。左右交换。反复 5～10 次。

诀曰：侧首弯肱，抱顶及颈；自头收回，弗嫌力猛：左右相轮，身直气静。

第八式：三盘落地

左脚向左横跨一步，屈膝下蹲呈马步。上体挺直，两手叉腰，再屈肘翻掌向上，小臂平举如托重物状；稍停片刻，两手翻掌向下，小臂伸直放松，如放下重物状。动作随呼吸进行，吸气时，如托物状；呼气时，如放物状，反复 5～10 次。收功时，两膝徐徐伸直，左脚收回，两足并拢，呈直立状。

诀曰：上腭坚撑舌，张眸意注牙；足开蹲似踞，手按猛如拿；两掌翻齐起，千斤重有加；瞪目兼闭口，起立足无斜。

第九式：青龙探爪

两脚开立，两手成仰拳护腰。右手向左前方伸探，五指捏成勾手，上体左转。腰部自左至右转动，右手亦随之自左至右水平画圈，手画至前上方时，上体前倾，同时呼气；画至身体左侧时，上体伸直，同时吸气。左右交换，动作相反。

连续 5 ~ 10 次。

诀曰：青龙探爪，左从右出；修士效之，掌气平实；力周肩背，围收过膝；两目平注，息调心谧。

第十式：卧虎扑食

右脚向右跨一大步，屈右膝下蹲，呈右弓左仆腿势；上体前倾，双手撑地，头微抬起，目视前下方。吸气时，同时两臂伸直，上体抬高并尽量前探，重心前移；呼气时，同时屈肘，胸部下落，上体后收，重心后移，蓄势待发。如此反复，随呼吸而两臂屈伸，上体起伏，前探后收，如猛虎扑食。动作连续 5 ~ 10 次后，换左弓右仆腿势进行，动作如前。

诀曰：两足分蹲身似倾，屈伸左右腿相更；昂头胸作探前势，偃背腰还似砥平；鼻息调元均出入，指尖着地赖支撑；降龙伏虎神仙事，学得真形也卫生。

第十一式：打躬式

两脚开立，脚尖内扣。双手仰掌缓缓向左右而上，用力合抱头后部，手指弹敲小脑后片刻。配合呼吸做屈体动作；吸气时，身体挺直，目向前视，头如顶物；呼气时，直膝俯身弯腰，两手用力使头探于膝间作打躬状，勿使脚跟离地。根据体力反复 8 ~ 20 次。

诀曰：两手齐持脑，垂腰至膝间；头惟探胯下，口更齿牙关；掩耳聪教塞，调元气自闲；舌尖还抵腭，力在肘双弯。

第十二式：工尾式

两脚开立，双手仰掌由胸前徐徐上举至头顶，目视掌而移，身立正直，勿挺胸凸腹；十指交叉，旋腕反掌上托，掌以向上，仰身，腰向后弯，目上视；然后上体前屈，双臂下垂，推掌至地，昂首瞪目。呼气时，屈体下弯，脚跟稍微离地；吸气时，上身立起，脚跟着地；如此反复 21 次。收功：直立，两臂左右侧举，屈伸 7 次。

诀曰：膝直膀伸，推手自地；瞪目昂头，凝神一志；起而顿足，二十一次；左右伸肱，以七为志（更作坐功，盘膝垂眦；口注于心，息调于鼻；定静乃起，厥功维备）。

关公刀法

古书记载：春秋大刀最为强，莲花底下把人藏。撩刀上步指一掌，前弓后扫火开膛。西佛祭莲花一朵，翻身磨刀斩颜良。大砍三刀驱虎豹，青龙摆尾把刀藏，鹞子翻身莲花舞，摧马一步斩蔡阳。霸王举起千金鼎，翻身遥舞下地堂。英雄单刀敢赴会，后撩刀神鬼难防。前推刀人人害怕，泰山势黄忠吃惊，关公传下春秋刀，世世代代都有名。

刀以劈砍为主，"刀之利，利在砍"，另外还有撩、刺、截、拦、崩、斩、抹、带、缠、裹等刀法。刀术的特点是：勇猛快速、气势逼人，刚劲有力，如猛虎一般。刀，"其用法，唯以身法为要，远跳超距，眼快手捷"，并要求进退闪转和纵跳翻腾都要刀随身换，身械协调一致。刀诀歌：出马刀考叔，挟车子都嫉；起手刀效学，开弓养由基；反身刀管仲，射箭惊小白；扫一刀卞庄，刺虎腾空起；合盘刀孙武，执法斩二姬；单手刀断臂，要离刺庆忌；对胸刀专诸，巧献鱼肠剑；盖顶刀白红，贯日豪侠气；盘头刀子胥，举鼎偏身势；圈马刀完璧，归赵全信义；分心刀聂政，奋勇朝韩相；伏一刀跪泣，秦庭申包胥；侧龙刀苏秦，背剑圈马走；克马刀魏犨，挟貜拖刀计；关公刀平日，怎能轻易用；遇强敌英雄方，肯献技艺。

滚刀刀法

预备式：身体站直，两腿合拢，两手持握刀柄，两刀竖于臂前，刀背紧贴两臂内侧，刀尖向上，刀刃向前，目视前方。

童子拜：左腿屈膝抬起，右腿独立支撑；同时双手持刀屈臂合拢于胸前，刀尖向上，刀刃向后，目视前方。

第一式　小束身

左脚落于右脚前，两腿屈膝，身半蹲，同时双手持刀，两臂相互交叉，置于胸前，刀尖向上，刀刃向前，目视前方。

第二式　云顶转身望月

将身体直起，向右转45°，同时双手持刀，右手屈臂刀置左侧腋下，左臂直伸，刀向右倾斜，刀背向里做云顶状。

上动不停，接着左手屈臂上举，刀由头前向右、向后缠绕，体右转250°，呈左弓步，同时右手持刀屈臂上举，由体右向后经头顶向前缠绕，左刀置右腋下处。

上动不停，继之右脚向左腿后面倒插，体右转180°，呈右弓步，同时，左手持刀从右腋抽出上举头顶，接着由头前向后缠绕，右手持刀随之举起，由后脑向头顶前盘绕推置于体右前方，刀刃向前，目视左侧。

第三式 左旋云顶望月

左脚向左上一步，体左转180°，呈右弓步，同时，右手持刀屈臂上举头前，向头顶后缠绕，接着左手持刀上举，由左侧向后再从脑后向前缠绕，推置于左前方，刀刃向前，目视右侧。

第四式 云顶转身左架翅

右脚向左上一步，体左转180°，两腿屈膝，身微下蹲，呈高弓步，同时右手持刀屈臂上举，由头前向后缠绕，接着左手持刀，随之由脑后向头顶缠绕，推刀置于左前方，目视左侧。

第五式 上步转身劈刀

左脚抬起即落，呈左弓步，同时，左臂持刀向左劈击，刀刃向下，刀尖向左，与臂相平，接着右刀举起，目视左侧。

右脚向前一步，体左转180°，两腿屈膝，半身下蹲成马步，同时左刀屈臂抽回置于胸前，刀尖向右，刀刃向下，右手持刀向右劈击，刀刃向下，目视右刀。

第六式 转身云顶望月

将身直起，重心左移呈左弓步，同时右手持刀屈臂向左置于体前，刀尖向左，刀刃向前，目视右侧。

第七式 分头刀

右脚向前一步，体左转90°，左脚向右腿后面倒插一步，同时右手持刀随上右步向前劈击，接着双手持刀齐向左上甩摆，向右，向下画弧劈击，目视右侧。

第八式 滚身劈刀

体向左转360°，左脚抬起即落，接着右脚再向前一步，两腿屈膝，半身下蹲呈马步，同时左手持刀随转体向前画弧劈击，然后置于右腋下处，右手持刀随之画弧抡臂向前下劈击，目视右刀。

第九式 云顶转身右架翅

左脚向右盖上一步，体右转180°，两腿屈膝，身半蹲呈马步，同时左手持刀上举，由头前向后缠绕一圈，然后置于右腋下面，接着右手持刀上举，由脑后向前缠绕云顶，推置于右前方，目视右侧。

第十式　上步劈刀

重心左移，左脚抬高即落，呈左弓步，体左转 90°，右手持刀顺势左劈。

第十一式　蝴蝶飞舞

将身微起，双手持刀，两臂相互交叉，右手向上操刀。

左脚向前一步，屈膝呈弓步，同时双手持刀，手腕均外旋，接着双手刀向身体两侧斜下后绕弧划行，然后手腕均内旋，左臂压右臂相交叉，两刀操置身体两侧，刀尖均向上，刀刃均向后。

第十二式　双展翅式

左脚向前一步呈弓步，同时双手持刀，手腕外旋，两臂向两侧伸展，双刀尖向上，刀刃均向外，目视前方。

第十三式　倒步蝴蝶舞

左脚向后退一步，呈右弓步，同时双手持刀，手腕内旋，接着右臂压左臂相互交叉，两刀斜垂于身体两侧，刀刃均向前，刀尖下垂，目视前方。

右脚向后退一步，呈左弓步，同时双手持刀，手腕外旋，向两侧分开，然后手腕再内旋，两臂交叉绕行画弧。

左脚后退一步，呈右弓步，同时双手持刀，手腕外旋，向两侧分开，然后手腕内旋，左臂压右臂，相互交叉置于腹前。

第十四式　进步蝴蝶舞

下肢不动，双手持刀，手腕内旋，右臂压左臂，相互交叉于身前，两刀向两侧斜垂，刀刃向后，目视前方。

右脚向前上一步，同时双手持刀，手腕外旋，两刀向两侧分开，接着手腕内旋再行交叉，两刀仍然向两侧斜垂，刀尖向下，刀刃向前，目视前方。

左脚向前一步，同时双手持刀，两臂贴身合拢，两刀随之插于两侧臂后，刀尖均向上，目视前方。

第十五式　前翻就地滚

右脚向前一步，右上肢屈肘为垫顺势向前，在地面滚出，脊背贴靠地面，同时，双手持刀由右向左贴地盘扫。

将身侧起，右盘膝着地，双手持刀不停地向右扫击。

第十六式　贴地继续滚

上动不停，重心向左移动，接着双刀前后扫击划地绕行。

上动不停，接着上身向左倒地，同时左手持刀压于臀部下面，右手持刀继而向左轮绕。

上动继续进行，两腿屈而上跷，同时双手持刀继续盘扫，右刀随滚身扫于臀下，左刀扫于头上。

第十七式　双刀连续滚

上动不停，将身折起，双腿屈膝，重心偏右，同时双手持刀继而向左盘扫。

上身随刀转动，上身向左侧倒地，同时双手持刀继之向左绕行。

上动不停，接着体随刀转，滚身转向右侧贴靠地面。

身体滚翻，以左肩着地，同时，双手持刀继续向左横扫。

身体继续向左滚动，以右腿胯着地，同时双刀继而盘绕。

体随刀转，将上身滚向左侧，贴靠地面，从而双刀继续盘旋绕行扫击。

身体继续滚翻，当左转右肩贴着地面时，两腿向左滚翻成仰式，同时双刀仍然绕行。

第十八式　折身横扫滚

将身折起，以右臀着地，同时双手持刀继续向左前后盘扫。身随刀转将体左侧着地，左腿屈膝，右腿伸直，同时，双刀仍向左盘扫。滚动翻折时身、刀在地面滚转的方向一致。

最后五式滚地开始，反复共十八式。

（3）肌群锻炼方法

翻把劲

本法出自中国南派武术岳门的"十二辰功"。"把"，是指翻腕练功的次数。因为是以反复翻腕练习劲力的次数多少计算功力的长进情况，所以称为"翻把劲"。历代武师要求练功者每日认真地翻把千次以上，所以又称为"千把劲"。

第一步：练功者双脚横开与肩同宽，半马步站立，双肩内合，双侧上肢下垂胸前，双臂内旋至极度，双掌反背紧贴，掌心向外。

第二步：双掌同时猝然用力握拳猛然外旋至极度位置，使双拳小鱼际紧紧相靠，拳心向前。

第三步：猛然用力弹开双手十指，化为掌形，在弹指到化掌的过程中，双手必须紧紧贴靠恢复到双掌反背紧贴，掌心向外的起势姿势。再重复第二步、第三步，持续练习。注意做到沉肩、直肘。

作用：此功能够训练上臂、前臂、腕、掌、指各部肌群力量。

翻裹劲

本功法是杨天鹏根据传统武功"地滑子"的功法原理改编、创制的功法，对骨科徒手牵引力量的增强最有好处。"翻裹劲"，是指通过连续不断的屈腕，转动木棍缠绕麻绳，引重物上升，以及连续不断的翻腕，转动木棍，放伸麻绳，使悬坠重物下落的功力练习，可逐渐增长劲力。

器械准备：取一根稍长于两肩横径、直径约5cm的圆木棍，在其中央位置钻穿一个小孔，穿过麻绳打好结头；一端系上红砖或石块等重物。麻绳长度以练功者直立、双手前平举握棍时，重物放于地面刚好能将麻绳牵直而不被提起为宜。重物重量以练功者能胜任为宜。

练功动作：练功者站立，双脚分开与两肩同宽，双臂伸直向前平举，掌心向下握住木棍两端，双手间距与两肩间距等长，双侧上肢相互呈平行状态，练功者双手相互交替用力，做屈腕动作，将木棍在掌心中不断向前翻转，随着木棍向前方的转动，麻绳不断地绕在木棍上，重物也同时不断地被升举。直至木棍绕尽麻绳之时，双手再相互交替用力做与前相反的伸腕动作，逐渐将重物降至地上，此时为翻裹一次，再以相同方法继续翻裹练习。

在翻裹过程中，不能耸肩，肘关节要求伸直，双臂不能抖、摇、摆动，要做到"沉稳有力"，节奏规律，交替进行。

作用：此功法能够训练上肢肌群的力量，特别是手腕关节的屈伸肌力。

抓梭边石

武术常有抓沙袋、抛沙袋的爪劲练习，目的是在搏击时以爪、剑（指尖）伤人。而骨科锻炼指劲旨在按摩疗伤，两者不同，武医有别。杨天鹏常常教导弟子，伤者求医，若再以指尖用力穿凿伤处，必然加重伤情，增加疼痛、肿胀，所以必须避忌。采用指腹按摩，因为指腹接触面比指尖的接触面宽，压强较小，指腹柔软，指尖硬锐。按摩时使用指腹不易致患者产生锐痛，或使指尖戳伤患者以致加重伤情或增加损伤。所以，杨天鹏特别重视此功的训练。

器械准备："梭边石"是一边厚、一边薄，有个倾斜坡度的石块，表面越平整光滑越好。重量以练功者足以胜任为宜。随着长期的指腹抓提锻炼，指力随之增强，可以逐渐更换重量较重的石块练习。

练功动作：练功者半马步站立，右手以五指指腹紧抓石块有倾斜度的薄边，用力将石块上提至胸前。再松手让石块下坠至小腹前，此时左手急收，五指指腹紧抓石块的薄边，勿让石块落地，用力将石块上提至胸前。再松手让石块下坠至小腹前，再以右手紧抓。双手相互交替地抓提—坠放—急抓—抓提，不断地循环重复练习动作。

作用：此功由杨天鹏独创，目的是训练医生在按摩时，有足够的力量来突出杨氏的指腹按摩特色，以及在手法复位时按压复位的作用。

双拳俯卧撑

本法由中国武功"双拳卧虎伸"简化而来。训练前应剪净指甲，以免攥拳撑地承重时被指甲挖破手心。

练功动作：练功者屈身下蹲，紧握双拳向前以拳面（第 2~5 指的近节指骨背侧面）撑在地上，拳面一定要平整。身体向前俯伏，双侧下肢伸直，双脚脚尖轻触地面。双拳用力支撑身体上举，同时伸直肘部。再屈肘让身体下降，降至将接触地面之时，再伸肘支撑身体上升。如此反复进行肘部屈伸及身体升降动作。另外，此功的练习也是为后面较为强烈的"鳌鱼插剑"打好基础，切记不可忽视。

作用：此功同样是训练上肢各部肌群力量。

鳌鱼插剑

古时称海龟为"鳌鱼"。在中国古代神话传说中，鳌鱼是世间最庞大、最有力量的动物，被神圣拘禁，令其承载大地，不使大地沉入海中毁灭众生。故民间至今还有"鳌鱼眨眼，大地翻身"的神话传说。"鳌鱼插剑"是因为练功者的身姿极像斜身倒立撑地的海龟，更借鳌鱼强大无比的神力传说激发练功者的勇气，增强毅力。故以此定名，好似鳌鱼将剑完全插入地下。此功属于较为强烈的硬气功锻炼，又称"太子功""十三太保功"，是武术界最具盛名的"铁汉碑"（又称"总功""金钟罩""铁布衫"）其中的一个功法。是进入强烈硬气功锻炼的必修途径。

练功动作：练功者下蹲，右手握拳，拳面撑地，身体向右拳方向侧向倾斜。双下肢与身体呈直线伸直，右脚外侧面轻触地面，左脚向左侧尽力抬起，将左脚内侧面放在"练功杠"（或桌上、肋木上），左手握拳伸肘抬高左上肢，与右上肢在同一直线上，拳心向前。双下肢彼此间要叉开呈"八"字形。整个人体看来呈一个倒立的"大"字形状侧身倒立。

保持身形，反复进行屈肘、伸肘的支撑锻炼。再换左拳撑地，进行反复的锻炼。左、右双侧交替训练。

随着练功的进展，逐步做到高抬之脚不依附任何攀附物，独立抬起。然后再后逐渐缓加沙袋或重物，逐渐加大难度，增强上肢劲力。

作用：不仅训练练功者的肌肉力量，更能考验练功者的意志毅力，能够锻炼人的体魄，体现出"内练一口气，外练筋骨皮"的练精化气思想。

运木球

本法类似于太极拳训练中的"运转太极球"，旨在锻炼双拳推摩绵长的力量，便于临床按摩所用。

器械准备：直径约 37cm 的木球。

练功动作：练功者面对较为平整光滑的墙面，双手将木球贴靠在墙石之上，双掌不停地运转木球在墙面上不停滚动，勿使木球坠地。可自选多种方式运转木球，练习上肢的协调性，加强推动重物的力量和耐力程度。

作用：此功能训练上肢各部肌群力量，尤其是在使用手掌按摩时体力强度和耐力程度能大大增强。

收功式

凡做完激烈的强壮训练后，必须认真地做好收功式练习，才能纳气归原，精神内敛，蓄气养力，功夫才能迅速见长。

塞精式：双脚横开与肩同宽，脚尖略向内扣呈内"八"字形站立。双手紧握双拳以拳面塞紧两侧腰眼，收肛提臀，身向后仰，仰面朝天，向前挺胸凸肚，呈一弯弓形体，弓向前方。保持姿势，不歇劲力，守气调息，候一呼一吸七次。

填海式：继"塞精式"后姿势不变，移左拳拳面塞紧"命门"穴位，腹部用力向前方鼓气。右拳离开"腰眼"穴改握"虎拳"（即将拇指移至食指中节指骨桡侧缘上，扣紧食指），攥紧拳头，挥动虎拳以拳心叩击腹部七拳，拳心对准肚脐。再

学术传承

杨天鹏

一、杨天鹏骨伤科第一代学术传承人

周太安

周太安（1946—2016），男，汉族，四川省德阳市人。中共党员，省、市名中医，中医骨科主任医师。曾任中华中医药学会骨伤科分会理事、中国中西医结合学会骨伤科外固定学组委员、中华中医药学会骨伤科分会脊柱病学组理事，《中医正骨》编辑委员会委员，《中国骨伤》编辑委员会委员。

周太安 主持并参与了整理杨天鹏骨伤科治伤经验和养生秘诀的总结工作。先后完成了《杨天鹏学术流派的形成与发展》《杨天鹏中医骨伤科学术思想特点》《杨氏治伤重在固肾思想浅析》《杨天鹏理筋手法》等文。主研"杨天鹏骨伤科学术思想研究""杨天鹏骨伤学术思想指导治疗腰椎间盘突出症"，两课题获成都市科技进步成果三等奖。

周太安 宗杨氏"三宝论""活血尤重行气""治伤重调肝肾"的观点，用药以补肾活血为纲，确定了"填补肾精"法的首要地位。对年老体虚的骨科疾病患者不拘泥三期用药，均常规配用固肾为主的药物，而这种方法对传统的骨科三期用药法则而言是一个创新。周太安 自拟活血益肾汤、健脾固肾汤为主治疗股骨头缺血性坏死、骨质疏松症、股骨骨折迟缓愈合、老年退行性骨关节炎。

周太安 认为骨折的复位手法程序一般是受伤机制的逆过程，即杨老所述"来路必是去路"，根据分析拟定正骨手法的选择和使用顺序，在临床上有较大的实用价值。周氏常用"点、揉、拨、拍、叩、提拿、抠、牵抖、运摇"等理筋手法。

周太安 学术传承人有：李明远、潘良春、王军、李志、李科、刘永平、王志忠、曾立君、谢况、肖伟、朱静萍、赵纯、彭志贵、肖何、宋华锋、徐毅、谭强、冯敬、郜婕、张宇博、许祥英等。

曾一林

曾一林，男，汉族，四川省泸州市泸县人。中共党员，骨科副教授、成都中医药大学硕士研究生导师。毕业于成都中医药大学中医专业。曾任全国高等中医药院校骨伤研究会和中国人才研究会骨伤人才分会副会长、中华中医药学会骨伤科分会委员、四川省中医药学会骨科专业委员会副主任委员。

曾一林先后整理出版杨天鹏著作 1 部，制作电视片 2 部，发表文章 37 篇；先后参加国际和国内学术讲座及学术交流 56 次，曾受邀赴德国讲学；承担国家和省厅级科研课题 7 项，获得国家专利 1 项。

曾一林曾被授予"中国百名杰出骨科专家"称号。曾任《中医正骨》杂志编委、《中华大典·医药卫生典》编委、《中华大典·医药卫生典·医学分典·骨科总部》主编、《全国高等医药院校中西医结合临床专业规划教材·中医伤科学》编委、《高等中医药院校骨伤研究生系列教材·中医伤科学》编委、中医题库丛书编委等。

曾一林提倡内外兼治，常将温阳通痹作为外用药的基础组方原则。他认为一些有毒药物治疗痹证有较好疗效。

曾一林将股骨头缺血性坏死分为三型后再辨证分治。除中药内服外，常给予弃杖散加减外敷。他将骨结核分为阳虚寒痰型和气阴两虚型治疗，内治法配合熏洗疗法治疗退行性骨关节炎，中西医结合治疗腰椎间盘突出症，综合疗法治疗马尾神经综合征。他提出"以肉养骨、因骨生肌"的治疗观，以"温阳养气血以生肌""化湿祛痰瘀以生肌"的方法治疗创伤后慢性骨髓炎伴创面不愈合。

曾一林学术传承人有：曾立君、胡劲松、谢根东、魏国华、丁相东、罗磊、罗忠、赵明东等。

张继祥

张继祥，男，汉族，四川成都人，中共党员，副主任医师。曾任全国软组织疼痛学会秘书长。《中国骨伤》杂志四川分部主任。师从杨天鹏主任中医师，是继承和发扬杨氏学术思想的主要带头人，对杨氏学术思想研究有较高造诣。负责主持《杨天鹏理筋手法》电教片的摄制并任主要示教人员和监制工作。主持参与了"继承和发扬杨天鹏教授的学术思想暨七十年行医经验交流"，指导了杨氏学术思想、学术特点的系统研究和总结，为杨天鹏骨伤科学术流派的发展和人才培养做出了突出贡献。撰写专业论文 10 余篇在国际、全国和省市专业学术会议上交流，或刊载于国家级杂志和中医院校刊物。

张继祥学术传承人有：唐小波、曾勇、冯树生、李明远、曾立君等。

秦克枫

秦克枫，男，主任医师。1982年毕业于河南中医学院，获学士学位。现工作于洛阳正骨医院。于20世纪90年代根据国家中医药管理局"对名老中医师的学术经验要抓紧抢救继承"精神，拜杨天鹏老师为师，熟悉杨天鹏主任医师骨伤学术思想、治伤特色、用药经验及养生保健、功能康复疗法，尤其是在宣传杨天鹏骨伤流派及培养杨氏弟子方面做了大量有益的工作，为杨天鹏骨伤科学术流派在国内外知名度的提高做出了突出的贡献。

杨文忠

杨文忠，男，汉族，四川省成都市人，副主任中医师。曾任成都中医药大学副教授，中华医学会四川省骨伤专业委员会会员。杨文忠幼承家学，少年时即随父亲杨天鹏、母亲李普荣研习岐黄之术，专攻中医骨伤科，深得家传。他饱读中医经典书籍，广拜各大流派国医大师，积淀了深厚的中医学理论基础，全面继承了父母的学术思想。在50余年的医学实践中，不断总结和发扬杨天鹏骨伤科精髓，结合临床经验，在疑难性骨折整复方面具有独特有效的技术。

杨文忠继承和发扬了杨氏理筋八法、杨氏正骨手法，以及纸质小夹板在四肢骨折中的运用。治伤主张详悉病情，循理施治，柔筋理气，正骨端筋。遵循"来路即是去路"的正骨原则；强调医患合作，利用患者内牵引力，即"鼓气"绷伸肌肉之力，配合医者外牵引力的正骨理筋手法。

杨文忠治伤用药以温化生发为主，忌寒凉凝滞之品；重补肝肾，充精血生化之源。强调内服与外用药物相结合，擅用杨氏传统治伤药物的同时，因人施方，配合内服药物调理机体阴阳气血的平衡，促进伤病的愈合。他还改良外用药物的剂型，增强机体的吸收率。

杨文忠强调医者应坚持体功锻炼，具备充沛的体力以胜任骨伤科的诊疗工作。主张"动中取静，静中蓄力，久静而动，动必威宏"的练功理念。

杨文忠参与了《杨天鹏理筋手法》电教片的示教工作，任《杨天鹏骨伤科治验心法》副主编。撰写专业论文多篇，分别参加各级专业会议的交流，并在各级期刊上发表。重视杨天鹏骨伤科学术流派的传承，为杨天鹏骨伤科第二代传承人的继承和发扬做了大量工作。

杨文忠学术传承人有杨宏、吕刚。

周兴开

周兴开，男，汉族，中国农工民主党党员，副主任中医师。现任四川省都江堰兴开骨科医院院长，全国高等中医院校骨病学会副主委，四川省及成都市中医骨科专业委员会委员，成都市中医药学会理事，《中医骨伤》四川分部编委。早年随父亲周熙健及张斌（均为当地名医）习岐黄之术，专攻骨伤、针灸、按摩等科。1987年10月，拜中医骨伤泰斗杨天鹏教授为师。40多年的临床工作积累了丰富的经验，尤擅长对股骨颈、脊柱、髌骨等高发、常见骨折的传统治疗；对急慢性骨髓炎、股骨头坏死等疑难杂症，采用有特效的秘方、验方治疗，疗效较佳。在《中国传统医疗绝技大全》和《中国当代名医验方1000首》两部医学著作中，分别担任主编和执行副主编。撰著论文20余篇，多次参加国际国内学术会议并受到好评。其中《肩周炎的中医治疗》《胸腰椎骨折合并脊髓神经损伤11例，治愈7例治验报告》等论文被《中医骨伤》《中医正骨》等国家级杂志刊登。

1987年5月，为弘扬中医骨科事业，将杨天鹏骨伤科发扬光大，创办了改革开放后省内第一家民营医院——都江堰市中医骨伤专科医院（现更名为都江堰兴开骨科医院）。在2008年"5·12汶川地震"中，周兴开第一时间率领全院医护人员，积极投入抗震救灾工作中，免费救治了6400多人次，被省市卫生部门授予"抗震救灾先进单位"。为弘扬杨天鹏骨伤科学术流派做出重大贡献。

周兴开学术传承人有：刘东、赵琦、周兴隆、周宏珍、陶宗华、李江、王靖华、王敏、张平、周良、蒋林、王文建等。

李忠泉

李忠泉，男，汉族，四川成都人，中共党员，中国农工民主党党员，副教授，副主任中医师。从师于杨天鹏主任医师，对杨天鹏骨伤科学术思想研究有较深造诣，任成都骨科医院院长助理，主管医、教、研，中华医学会四川省中医院校教育专业委员会委员，《中国骨伤》杂志四川分部编委。从事中医骨伤科临床、教学、科研40余年。参与《杨天鹏理筋手法》电教片的示教工作，撰写专业论文10余篇分别参加国际、全国和省市专业会议的交流，或刊载于国家级杂志和中医院校刊物。

李忠泉学术传承人有：李忠厚、刘建国、管齐兵、王代强、杨天金、陈洪、邓涛、陈政龙、黄俊等。

朱显沛

朱显沛，男，汉族，四川省德阳市中江县人，主任中医师。1978年自学毕业于广西中医药大学中医系。现任中国特色医疗民间中医研究会副会长、常务理事、传统医学荣誉博士、亳州市中医肿瘤研究所客座教授，成都中医药大学福康中医药研究所附属中江县骨伤病研究所所长、中华中医药学会（骨伤）分会会员，并为中江益寿堂风湿骨伤专科医院负责人。1973年拜全国著名的骨伤科专家杨天鹏为师，成为杨天鹏第一代学术传承人，得到他的悉心教导数年之久。学到了杨氏理论及杨氏理筋手法、杨氏正骨手法、"壮元益寿功"。1980年，开办中江县城南医药综合服务部，前来就诊的患者不断增多；1987年，在老师杨天鹏"壮元益寿功"的启发下，将服务部更名为"益寿堂诊所"；专门开展风湿、中医骨伤等诊疗项目。朱显沛运用掌握的杨氏理论及传统中医学理论，结合现代医学，用一种独特、有效的方法治疗风湿、类风湿、跌打损伤、骨伤后遗症、椎间盘突出症等疾病，见效快，治疗时间短，愈后不易复发，前来就诊的重症患者越来越多，使"益寿堂"名声大振。"益寿堂"已成为中江县知名的个体医疗机构，受到了相关部门和患者的好评。朱显沛多年来发表学术论文数篇。

朱显沛学术传承人有：朱帮、贾秀梅、肖德全、肖德刚、喻斌、喻泽顺、宋琼等。

马福祥

马福祥，男，回族，武医世家。自幼随祖父、父亲学习武术及损伤的诊治。1969年得到四川骨科名医罗禹田的点拨和启发，正式开始学习中医骨伤。1974年师从成都儿科名医王静安学习中医儿科相关诊疗方法，为之后用方遣药打下了良好的基础。1975年拜杨天鹏为师，潜心学习中医骨伤相关理论及诊疗手段，尽得杨天鹏真传。1994年出师并开办了成华福祥骨科诊所，获得杨天鹏亲授锦旗"青出于蓝，胜于蓝"。在40多年骨科临床实践中继承并发扬了杨天鹏的正骨手法和方药运用方法。在治疗小关节错缝、脊髓型颈椎病、腰椎间盘突出症、外伤性偏瘫、股骨头坏死等常见病和疑难杂症有很好的疗效。始终坚持医术和医德并修，对患者治疗实行"不设疗程，治疗一次有效再来"的原则，把实惠和效果留给患者，造福百姓。

马福祥学术传承人有：张彬、黄成伟、王芳泰、张文忠等。

张朝仁

张朝仁，男，汉族，四川省成都市人。中共党员，副主任中医师。毕业于成都中医药大学中医骨伤专业，本科学历，中华中医药学会会员、四川省中医药学会会员，师从全国著名骨科专家杨天鹏。从事中医骨伤临床工作30余年，在弘扬、研究杨天鹏骨伤科学术思想方面颇有造诣，临床经验丰富。擅长运用中医理论辨证施治，运用手法、按摩治疗骨伤科疾病，以杨氏"八字分拍法""近节牵拉法""四指拨络法"等方法治疗颈椎、腰椎、四肢的骨折、脱位，以及痛风、急慢性软组织损伤、腰椎间盘突出症，尤其对治疗痛风、骨折等骨伤科疾病有独到之处，受到同行及患者的好评。先后撰写论文10余篇，分别在《中华名老中医学验传承宝库》《中医正骨》等医学书籍、国家级杂志，以及全国、省、市级专科学术会交流。现就职于成都市第一人民医院中医名医馆骨伤科、成都市第七人民医院中医骨科从事骨科工作，承继天鹏之志，悬壶济世于民！

张朝仁学术传承人有：肖林、李强、方文成、苟晓明、邓友华、陈世春等。

刘 俊

刘俊，女，湖北荆门人。中共党员，副主任中医师，本科学历。现任成都骨科医院党支部副书记兼院办公室主任，1978年跟随公公杨天鹏学习中医骨科，在学习、研究杨天鹏骨伤科学术思想方面颇有造诣，参与编写杨天鹏骨伤科专著《杨天鹏骨伤科治验心法》《杨天鹏骨伤科治验真传》两部，参与并完成科研课题"杨天鹏骨伤学术思想研究""中医骨科优质小夹板临床应用可行性及制作工艺研究"，参加了《杨天鹏理筋手法》《天鹏之志济世情怀》电视专题片的策划与监制，撰写《试论杨氏骨科与脾胃的关系》《腰椎牵引辅以中药热敷治疗腰椎间盘突出症350例体会》等专业论文多篇，分别参加全国和省市专业会议交流并刊载于国家杂志。刘俊从医30余年，一直坚持临床一线，对杨天鹏骨伤科内科治伤有独到的见解，潜心研究治疗颈、肩、腰、腿痛的工作，按照杨天鹏骨伤科的"治伤重调肝肾、通窍首当逐风、治痹法当温养"等内科治伤理念组方用药，擅长以杨氏理筋手法配合汤剂治疗久治不愈及顽固复发性颈、肩、腰、腿痛，在临床上取得了满意的疗效。

二、杨天鹏骨伤科第二代学术传承人

周奉皋

周奉皋，男，汉族，四川成都市人。无党派人士，副主任医师，研究生学历。现任成都骨科医院院长。全国中西医结合学会骨科微创专业委员会第一届、第二届常委，《中医正骨》第三届编委会编委、四川省中西结合学会骨伤专业委员会常委、四川省中医药学会理事、四川省中医骨伤专业委员会常委、四川省针灸学会委员、成都中医药学会骨伤分会副主任委员、成都市骨科专业委员会委员、成都市锦江区第六届人大常委、成都市第十三、十四届政协委员，成都市锦江区第四、五届政协委员，成都市"5·12抗震救灾先进个人"。

周奉皋师从于杨天鹏弟子曾光华，在长期的跟师学习后，能熟练运用杨氏理论诊治骨科常见病和多发病，是成都骨科医院的主要技术骨干之一。发表专业论文近20篇；2012～2014年主持省级、县级科研课题"杨氏骨科的继承和发扬""杨氏骨科流派形成研究"；2012年任《杨天鹏骨科治验真传》副主编，在学习、继承和发扬杨天鹏骨伤学术思想及其传人的培养方面做了许多工作，为杨天鹏骨科流派的发展做出了贡献，是杨天鹏骨伤科流派第二代传承人主要代表之一。

周奉皋对骨伤科疑难、危重疾病的诊疗有自己独到的见解，尤其是运用穴位二通法治疗颈、肩、腰、腿痛及骨性关节炎，以及运用中西医药物联合血管封闭治疗风湿、类风湿关节炎，取得很好的临床效果。

周奉皋学术传承人有：唐弢。

潘良春

潘良春，男，汉族，四川泸州人。中国农工民主党党员，中西医结合骨科副主任医师，全国中西医结合微创骨科专业委员会青年委员。毕业于成都中医药大学骨伤专业，本科学历，省市名中医学术继承人。长期在成都骨科医院从事科研、教学、临床工作，师从于杨天鹏学术传承人 周太安，并于早年得到杨天鹏教授的亲自教诲，是杨天鹏骨伤科流派第二代传承人主要代表之一。曾到四川大学华西医院骨科进修手术，师从于全国著名骨科专家裴福兴、胡云洲等教授。

潘良春继承杨天鹏骨伤科流派重要学术观点，在运用内服药物及外用药物时，一般以温通为治伤要旨：外用大辛大热之品，内服温肾助阳之物。其用药或手法总以调畅气机、除凝散聚为主。

潘良春对杨天鹏骨伤科理筋、正骨手法进行了归纳、分析、分类和简化。在国内首先提出理筋手法的"治疗强度"和"量化"等概念。研究正骨手法的力学机制，对正骨手法提出一些新颖的学术观点，如认为正骨手法应指基础手法，认为手摸心会应视为诊法而不应列入正骨手法，推拿按摩应归入理筋手法，"气鼓"是办法而非手法等。主持并取得了中医骨科多种小夹板的力学数据，首次得出了中医骨科小夹板外固定疗法的力学质控指标。

潘良春擅长使用中西医结合骨科诊疗方法及微创手术治疗骨伤骨病，并配合中药内服外用，致力于研究微创小切口骨科手术，在国内首次提出"美容骨科"概念。

潘良春在专业期刊发表论文 10 余篇，参加各种学术会议，交流论文 20 余篇；参编著作 4 部，主持各级科研项目 4 项；是成都骨科医院《天鹏之志济世情怀》电视宣传片的总编剧和总导演。

潘良春学术传承人有：郑万景、贾朝明、黄玲、罗隆钧、李天成、常伟、张书豪、李文江、李钟、刘剑眉、黄其碧、刘端、张正阳、刁承林、陈刚、余成夏、贾清龙、黄应丽、胡达军、李毅、吴冰玲、杨雅婷、高英量、马偲瑜、邓乾、潘家驹、程浩、李详、胡登丽、张刚顺、张宝成、刘文礼、张桓华、尹晓霞、廖健程、陈逸超等。

李明远

李明远，男，四川省泸州市人，中共党员，副主任中医师。1994 年 7 月毕业于成都中医药大学医学系，师从于省、市名中医 周太安 ，是四川省及成都市中医药管理局确定的省、市名中医学术传承人。现任四川省及成都市中医药学会骨伤专业委员会委员，四川省医学会全科专业委员会常委，四川医师协会委员。从事中西医结合骨伤临床、教学、科研工作近 20 年。参与并完成科研课题"杨天鹏骨伤学术思想研究"等两项，分别获评"成都市科技进步成果奖"，参与完成科技发明两项，被国家知识产权局授予"实用新型发明专利"。结合临床，先后撰写《省、市名中医周太安主任医师中医骨科学术思想总结》等骨科学术论文 10

余篇，分别在全国、省、市专业学术会上交流，并在相关学术刊物发表。

李明远学术传承人有：张春萍。

唐小波

唐小波，男，四川省成都市人，中共党员，四川省劳模，中西结合主任医师。毕业于成都中医药大学，成都市中医学会常务理事，成都中医骨伤学会副会长，中国针灸学会会员，中华医学会会员，成都市中医药中青年技术骨干，现任成都骨科医院党支部书记，师承杨天鹏骨伤科第一代传承人张继祥，从事中医骨伤诊疗工作20余年，尤其擅长骨内科颈椎病、肩周炎、腰腿痛、膝痛症、风湿等疾病的治疗，见解独到，具有见效快、治愈率高、复发率低的特点，深得业界和广大患者的一致好评。

唐小波学术传承人有：钟家春、邱斌、杨晓忠、刘宇平、廖永孝等。

杨　宏

杨宏，女，汉族，四川省成都市人，杨天鹏孙女。中共党员，中医骨科副主任医师，毕业于成都中医药大学，本科学历，现就职于成都市中西医结合医院骨科。

杨宏自幼饱受家传医学氛围熏陶，常受祖父、父辈的口授心传，把手教导。系统学习了中医药学的基础理论，饱读中医经典书籍，完整地继承了杨天鹏骨伤科学术思想。曾到四川省人民医院骨科研修现代骨科技术。结合现代医学理论和技术，总结、传承和发扬杨天鹏骨伤科学术思想，成为杨氏家族中既能运用现代医学理论阐述杨天鹏骨伤科学术思想，又能将杨氏传统医技与现代科技熟练结合的第一人，丰富和发展了杨天鹏骨伤科传统的理论和技术。

杨宏在骨折、脱位的整复过程中继承和发扬了杨氏"来路即是去路"的指导原则，强调"内外牵引力"的配合应用，擅用巧力，手法简捷柔和，反对手法粗暴和反复整复。继承和发扬了杨天鹏骨伤科纸质小夹板的优点，创新使用可塑型树脂小夹板固定骨折及脱位。

杨宏继承、发扬了杨氏理筋八法的运用，对颈腰椎病及骨关节错缝形成了独具特色的系统治疗方法。

杨宏强调患者主动的肢体康复运动，同时总结、传承适用于医者的杨氏体功锻炼，重视养生保健，贯彻杨氏"三宝""三通"理论。

　　杨宏擅长骨伤疾病的药物疗法，运用中医整体观辨证施治。强调"治伤必先固本"，提倡"调气和血、补肝益肾"之法的早期介入。

　　杨宏参与编撰、审校了《杨天鹏骨伤科治验真传》。在各级专业杂志发表论文 10 余篇。

　　杨宏的学术传承人有：刘波。

唐中尧

　　唐中尧，男，汉族，四川省泸州市人，中共党员，副主任中医师。毕业于成都中医药大学，任职于泸州市中医医院骨伤一科，为泸州市中医医院骨伤科"国家中医药管理局重点科室"项目负责人。师承于杨天鹏骨伤科第一代学术传承人彭科荣，多年跟师学习，将杨天鹏骨伤科治伤经验及自己独到的经验充分发挥于临床，深受患者的好评，为杨氏骨科学术流派传承做出了贡献，是杨天鹏骨伤科第二代传承人之一。

　　唐中尧的学术继承人有：余德云、孙际泉、彭强、周鸣等。

曾立君

　　曾立君，男，汉族，四川省泸州市泸县人，医师。毕业于成都体育学院运动医学专业和成都中医药大学中药专业。受父亲曾一林的影响，热爱中医骨科专业，现任成都骨科医院医师。在曾一林的指导下，熟练运用杨天鹏骨伤科独特药物及手法治愈大量患者，对强直性脊柱炎有独到的治疗经验。发表数篇杨天鹏骨伤科论文，为杨天鹏骨伤科学术传承及发扬做出了贡献，为杨天鹏骨伤科第二代传承人之一。参加编写《中国手法诊治大全》(编委)、《中华大典·骨科总部》(编委)等著作。撰写《托里消毒饮治疗慢性骨感染体会》《慢性骨髓炎的中医药治疗初探》《中西医结合治疗脊柱结核合并脓肿治验》《弃杖散在临床应用中的体会》《中医对强直性脊柱炎的辨证分型研究》等 10 余篇论文。

冯树生

　　冯树生，男，中西医结合临床骨科主任医师。1994 年毕业于成都中医药大学骨伤科专业，从事骨外科临床工作 20 余年，师承于杨天鹏骨伤科第一代学术传承人张继祥。为四川省中西医结合学会骨科专业委员会委员，成都市高级职称评审委员会成员，成都中医药大学研究生毕业论文评委。先后在成都市第三人民医院、中国医科大学附属医院、第三军医大学附属医院进修骨外科，参加华西医院、四川省人民医院关节重建培训。2013 年 7 月受邀参加中国台湾长庚医院主办的骨科关节研讨会。自 2002 年创建成都骨科医院关节外科病区至今，独立完成各类髋膝关节手术 2000 余例，人工髋膝关节置换手术 300 余例。在多家 A 类期刊上发表多篇文章。

曾 勇

曾勇，男，四川省遂宁市人，中共党员，副主任医师。毕业于泸州医学院，成都市中西医学会理事，中华医学会会员，成都市中医药中青年技术骨干，师承杨天鹏骨伤科第一代传承人张继祥，从事中医骨伤诊疗工作 20 余年，尤其擅长骨内科的四肢创伤、胸腰椎等疾病的治疗，参与并完成科研课题《杨天鹏骨伤学术思想研究》，获"成都市科技进步成果奖"，深得业界和广大患者的一致好评。

论著提要

川派中医药名家系列丛书

杨天鹏

1. 杨天鹏本人的论文简介

由于年事及临床劳顿，杨天鹏在《秘制"脑震散"治疗脑震荡后遗症的经验介绍》一文中，对脑震荡的病因及症状做出了解释，并列出了"脑震散"药方的组成、用法、适应证及方解，列举出成功案例3例进行了分析，得出了"'脑震散'用之于临床，除了对脉络瘀阻的头痛有效外，还能治疗精神病患者，对属于瘀血型的狂躁症者也有一定疗效"的结论。

2. 门人及学生整理发表杨天鹏经验的论文简介

曾一林在《杨天鹏理筋手法治疗胸部伤筋经验》一文中对胸部伤筋的病因及症状进行了阐述，并对杨天鹏理筋手法治疗胸部伤筋的步骤及注意事项做了详细的介绍，得出了杨天鹏理筋手法力求得到"舒筋则痛减""以法治痛""内外兼治"的结论。

曾一林、曾立君在《杨天鹏理筋手法探讨》一文中对杨氏骨科思想体系与常用理筋手法作了详细的介绍。

曾一林、曾立君在《骨化性肌炎的综合治疗》一文中介绍了杨氏秘方"损伤逐瘀汤""通经散""熏洗二号方""虎潜丸"在治疗骨化性肌炎三期用药中的作用及"损伤逐瘀汤""通经散""熏洗二号方"药方组成的介绍。

曾一林、李永殿在《杨天鹏治疗肩周炎经验介绍》一文中通过对肩周炎病因病机的介绍及肩周炎治疗过程中杨氏手法治疗与局部敷药的运用的记录，以及两个病案，论证了此法的合理性及有效性。

曾一林、梁波在《杨天鹏老中医论治颈椎病经验》一文中对颈椎病的病因病机及临床症状做了详细的分析，并介绍了颈椎病治疗过程中杨氏秘方"开弓大力丸"、杨天鹏理筋手法、杨氏伤科练功法的应用方法，认为此治疗法能缓解症状，持之以恒会使诸症完全消失。

张继祥、周太安在《杨天鹏理筋手法概述》一文中对杨天鹏理筋手法做出了总结：辨位施法因人而异、医患协作借力发挥、手法熟练、刚柔相济，并对杨天鹏的常用理筋手法进行了详细的介绍。

曾一林、李永殿在《杨天鹏固肾治伤法初析》一文中通过对杨氏从损伤三期治法（疏通气血、生新续损、强筋壮骨）中提炼出的"除早期给予一定量的活血化瘀药物之外，治疗重点应在调肝固肾上"这一理论的临床分析，得出了该治法疗效满意，对于慢性疾患效果明显的结论。

潘良春、宋俐荣在《理筋手法研究初探》一文中对理筋手法力量、接触面积、有效作用时间的测定，以及手法的本领与标准化及手法的作用机制进行了简单的探讨，并在文中以杨（天鹏）氏四指拨络法为例，进行了详细的数据分析。

周太安、潘良春在《手法复位、纸夹板加绷带固定治疗闭合性桡骨远端骨折269例分析》一文中对269例桡骨远端闭合性骨折采用手法整复、纸夹板加绷带固定治疗，达到优良的疗效予以介绍，讨论分析了"牵引－尺偏－掌屈（背伸）"复位手法的科学性，纸夹板加绷带固定的可行性，并介绍了杨（天鹏）氏整复桡骨远端骨折的经验。

周太安、潘良春在《理筋手法研究方法初探》一文中通过详细的数学分析对理筋手法治疗强度、手法的过程和记录、手法的测定、手法的标准化，以及理筋手法研究举例（杨氏四指拨络法）、理筋手法的研究方法及方向进行了深入浅出的讨论。

潘良春、廖世春、李明远、刘岱琮在《中西结合治疗骨科急症疼痛4259例》一文中通过对4259例急症疼痛患者的临床资料数据统计、疗效评估、中（中药内服外用通络止痛、活血止痛）西医（镇痛、抗炎、利尿、脱水）结合治疗方法探讨及深层次的讨论，得出虽然中西医两种辨证的体系不同，但两者相辅相成，中西医结合疗效倍增的结论。

周太安、潘良春在《手法复位、纸夹板加绷带固定治疗闭合性桡骨远端骨折267例及分析》一文中通过对267例闭合性桡骨远端骨折患者的临床数据分析，指出该267名患者通过手法复位、纸夹板绷带外固定及康复治疗，中医中药内服（三七片、玄胡止痛片、活血丸、"接骨丸"、伏水丸、金鸡虎补丸、壮腰健肾丸、强筋英雄丸、壮骨关节丸等）、外敷（消炎膏、接骨散、通经散、生药散、伏水散、干姜粉、外用药酒、正骨水、正红花油等）治疗后，效果较好，并对复位手法的科学性、施术方法的程序化及固定方法的可行性进行了探讨。

刘鸿华、陈村田在《杨氏"补肝脾肾法"的临床应用》一文中，对杨氏"补肝脾肾法"进行了分析，得出杨氏治法在骨伤疾患各型、各期大都收到较为满意疗效的结果，赞扬杨氏治法有其完整性、规律性和独特性的一面，并指出杨氏学说颇有借鉴和应用研究的价值。

李忠泉、张朝仁、吴健在《杨氏手法治疗颞颌关节双脱位 26 例》一文中通过对 26 例颞颌关节双脱位患者，经杨氏手法治疗后达到满意效果的临床资料分析，得出了"欲合先离、离而复合"的治疗力学原理及在现代骨科理论指导下治疗方能获得满意效果的结论。

张朝仁在《杨氏理筋手法治疗踝关节韧带损伤 628 例》一文中通过对 628 例踝关节损伤患者经杨氏理筋手法（点穴揉捏穴位法、握踝牵引旋转法、双手合踝推挤法）治疗后的高痊愈率的临床资料分析，提出了杨氏理筋手法治疗时应注意掌握适应证及手法应力的柔和。

曾一林在《骨科老寿星百岁名医杨天鹏传略》一文中对杨天鹏的生平事迹、学术成就进行了详细的介绍，并在此文中对杨天鹏做出了医德崇高、学识卓越、医术精湛、深深地教育了一代又一代的医务工作者的评价。

曾一林、李永殿在《杨天鹏教授临证举要》一文中对杨天鹏在治疗损伤方面的中医药内治法和理筋手法做了详细的总结，在损伤内治法中提出了治伤重调肝脾肾、通窍首当逐风、治伤切忌寒凉、活血尤重行气、治痹法当温养的治疗特点；在理筋手法中对具有杨氏特色的拍击法、松旋法、抖动法、托点法、拨络法、垫顶法、推拉法、揉摩法等做了详细的描述。

张继祥在《杨氏补肾法的临床应用》一文中，认为在杨氏"治伤重调肝肾"的原则指导下，运用药物内服（"壮力丸""加味虎潜丸""开弓大力丸"、损伤镇痛酒等）等治疗方法，治疗肾虚有明显的疗效。

周太安、刘俊在《杨氏"治伤重在固肾"思想浅析》一文中指出杨天鹏教授治伤经验"治伤重在固肾"在中医骨科具有广泛的指导意义，并在此文中对"治伤重在固肾"的含义、怎样理解肾主骨方面做了详细的介绍并予以讨论。

官启泰在《儿童肱骨髁上骨折并发骨化性肌炎治疗体会》一文中举例讨论，将此病的治疗分为三个阶段，并对每个阶段运用杨氏秘方中药外用（消炎散、通经散、生药散等）、内服（桃红四物汤、"接骨丸"等）作了详细的介绍和分析。

李明远、张继祥、朱显沛等在《杨氏理论指导治疗颈椎病 60 例》一文中对该病 60 例患者通过杨氏独特的理筋手法结合药物治疗后均达满意疗效做了总结，并对在该治疗方案中运用到的杨氏理筋手法（点、按、揉、推、擦、拿、捏等）、药物治疗（"开弓大力丸""虎穴散"、葛根汤、羌活胜湿汤等）、练功（杨氏"壮元益寿功"）做了详细的描述和讨论。

张朝仁在《杨氏理筋手法治疗腰椎后关节紊乱症》一文中，指出运用杨氏独创的"外牵引力"和"内牵引力"的理筋手法（杨氏八字分拍法）与药物外用（生药散、通经散、伏水散、外用药酒）、内服（伏水丸）相结合治疗腰椎后关节紊乱症，效果显著。

杨宏在《杨氏理筋手法在关节错缝中的应用》一文中介绍了杨氏理筋手法（八字分拍法、掌根拍击法、托点法、提抖法、反背抖法）在腰椎小关节、骶尾椎关节、髋关节错缝中的应用，体现了杨天鹏理筋手法刚柔相济、沉稳有力、借力发挥、简捷实用的特点。

周奉皋、唐小波、孙波等在《杨氏振奋复位法治疗急性腰椎后关节滑膜嵌顿疗效观察》一文中指出：运用杨氏筋位骨位经络振奋复位法治疗急性腰椎后关节滑膜嵌顿有很好的临床效果，该文对杨氏治疗方法（经络振奋法、筋位复位法、骨位复位法）的具体治疗过程做了详细的介绍并予以讨论。

阳家明在《运用"杨氏酒"治疗漏肩风体会》一文中对杨天鹏精心研制的外用药酒"杨氏酒"的方药组成、制作方法、运用方法及运用体会做了详细的介绍。

张继祥、许灿荣、屈本君在《杨氏理筋手法辅以针灸中药治疗肱骨外上髁炎的临床体会》一文中通过对收集到的临床 26 例患者取得满意疗效的治疗分析，对杨氏治疗该病的治疗原则（活血壮筋、养血疏风、通络止痛）、理筋手法（拨络法、揉摩法、松旋法等）、针灸取穴（曲池、尺泽、手三里、外关穴等），以及中药内服（壮筋养血汤、三痹汤等）、外用（伏水散、消炎散、消炎膏、生药散等）等做了详细的介绍与讨论。

杨文中、杨宏在《儿童髋关节一过性滑膜炎的诊治心得》中通过对该病的病因病机、临床表现、专科查体、实验室检查、X 线检查，以及运用杨氏传统手法治疗法（内旋环绕法、折髋活膝法、外旋环绕法等）与药物外用（活血散）的介绍，得出杨氏对该病的治疗快捷方便有效的结论。

朱显沛、朱邦在《综合疗法治疗风湿病的临床体会》一文中，介绍了根据中医学的传统理论，采用杨氏特有方药内（内服三痹汤）外（外用通痹酒、局部理疗、杨氏手法理筋等）兼治之法治疗风、寒、湿痹取得了较好的效果。

德国医生卡尔·齐佩留斯在《中国骨伤学在欧洲的现状》中，通过对杨氏骨科传人曾一林教授的采访，提出：①针灸已几乎得到公众和政界的肯定；②中药已为越来越多的医师所熟知和应用；③传统的中医骨伤学在欧洲还几乎不为人知。

潘良春、付欲新、凌纯、黄其碧在《骨科诊治缺陷典型病例》一文中，通过图片示例及简单文字展示了骨科诊治缺陷典型病例，予后来者前车之鉴。

李明远、潘良春、周太安在《杨氏骨科小夹板外固定疗法介绍》一文中通过对杨氏骨科小夹板外固定的外固定材料及外固定技术的详细介绍与分析，认为杨氏骨科小夹板外固定方法是科学的，其力学性质符合小夹板固定的要求和特点，在实际应用中是可行而安全的，值得推广、研究。

张朝仁、刘俊、周太安在《试论杨氏骨科与脾胃的关系》一文中，通过对"元气"的阐释，引出杨天鹏"治伤重在固肾""固肾亦当实脾"的论点；并通过对论点的阐释，得出杨氏这一学说对骨折脱位和软组织损伤的康复及养生防病等都具有重要意义的结论。

周太安、潘良春在《中医正骨手法的力学原理》一文中，通过详细的图文解说及力学分析指出：①任何中医正骨手法均可以归纳为"轴向用力法""侧方用力法"和"旋转用力法"；②中医正骨手法与固定法的力学实质是一样的；③运摇手法是中医正骨手法中的关键手法。

张朝仁、周太安、刘俊在《掌骨颈骨折的整复与固定法体会》一文中，对掌骨颈骨折的发病机制及简单的力学分析讨论，并介绍运用杨天鹏整复手法与伸直位固定法治疗 15 例患者，效果较为满意。

周奉皋在《小剂量间歇牵引法治疗颈椎病 56 例疗效分析》一文中，通过对颈椎病病因病机的简单描述及 56 例颈椎病患者较好疗效的临床资料分析，提出：颈椎病患者通过进行杨天鹏教授"望月探海、运转户枢、风摇天轴、旋肩松臂"等功法的锻炼，可巩固和维持治疗效果。

刘俊、毛建军、巫中华在《腰椎牵引辅以中药热敷治疗腰椎间盘突出症 350 例体会》一文中，通过对腰椎间盘突出症形成的主要原因及 350 例腰椎间盘突出症患者的临床资料分析，提出腰椎牵引、手法按摩、中药热敷（杨氏骨科秘方生药散、伏水散、通经散、损伤镇痛酒）与锻炼疗法的综合应用，治疗腰椎间盘突出症的疗效确切。

参考文献

川派中医药名家系列丛书

杨天鹏

［1］杨天鹏.秘制"脑震散"治疗脑震荡后遗症的经验介绍［J］.中国骨伤,1990（5）:7-8.

［2］曾一林.杨天鹏理筋手法治疗胸部伤筋经验［N］.成都中医学院学报,1983（4）: 34.

［3］曾一林,曾立君.杨天鹏理筋手法探讨［J］.四川中医,1984（1）: 19-20.

［4］曾一林,曾立君.骨化性肌炎的综合治疗［J］.江苏中医,1989（2）: 24-24.

［5］曾一林,李永殿.杨天鹏治疗肩周炎经验介绍［J］.中医骨伤科,1989（2）: 44.

［6］曾一林,梁波.杨天鹏老中医论治颈椎病经验［J］.中国骨伤,1993（1）: 15.

［7］张继祥,周太安,彭科荣,等.杨天鹏理筋手法概述［J］.中国骨伤,1994（4）:
　　15-16.

［8］陶惠宁,曾一林.杨天鹏固肾治伤法初析［J］.北京针灸骨伤学院学报,1995（1）:
　　25-26.

［9］潘良春,宋俐荣.理筋手法研究初探［C］.四川省第六届中医骨伤科学术年会论文
　　集.乐山:四川省中医学会骨伤科专业委员会,1996: 62-65.

［10］周太安,潘良春.手法复位、纸夹板加绷带固定治疗闭合性桡骨远端骨折269例分析
　　［C］.中国中医药学会骨伤科专业委员会第十一届学术年会论文集.襄樊:中国中医
　　药学会骨伤科专业委员会,1996: 146.

［11］周太安,潘良春.理筋手法研究方法初探［C］.成都医学会骨科专业委员会1997年
　　学术年会论文汇编.成都:成都医学会,1997: 127-128.

［12］潘良春,廖世春,李明远,等.中西结合治疗骨科急症疼痛4259例［C］.成都医学
　　会骨科专业委员会1997年学术年会论文汇编.成都:成都医学会,1997: 129-132.

［13］周太安,潘良春.手法复位、纸夹板加绷带固定治疗闭合性桡骨远端骨折267例及分
　　析［C］.成都医学会骨科专业委员会1997年学术年会论文汇编.成都:成都医学会,
　　1997: 181-185.

［14］刘鸿华,陈村田.杨氏"补肝脾肾法"的临床应用［C］.全国中西医结合骨伤科外
　　固定学术会议论文集.成都:成都骨科医院、郑州骨科医院,1998: 173-174.

［15］李忠泉,张朝仁,吴健.杨氏手法治疗颞颌关节双脱位26例［C］.全国中西医结合
　　骨伤科外固定学术会议论文集.成都:成都骨科医院、郑州骨科医院,1998: 215.

［16］张朝仁.杨氏理筋手法治疗踝关节韧带损伤628例［C］.全国中西医结合骨伤科外固定学术会议论文集.成都：成都骨科医院、郑州骨科医院，1998：215-216.

［17］曾一林.骨科老寿星百岁名医杨天鹏传略［C］.全国中医骨伤科第二届四次学术年会论文集.成都：中国中医学会，2001：1-2.

［18］曾一林，李永殿.杨天鹏教授临证举要［C］.全国中医骨伤科第二届四次学术年会论文集.成都：中国中医学会，2001：6-9.

［19］张继祥.杨氏补肾法的临床应用［C］.全国中医骨伤科第二届四次学术年会论文集.成都：中国中医学会，2001：11-13.

［20］周太安，刘俊.杨氏"治伤重在固肾"思想浅析［C］.全国中医骨伤科第二届四次学术年会论文集.成都：中国中医学会，2001：68-69.

［21］官启泰.儿童肱骨髁上骨折并发骨化性肌炎治疗体会［C］.全国中医骨伤科第二届四次学术年会论文集.成都：中国中医学会，2001：115-116.

［22］李明远，张继祥，朱显沛，等.杨氏理论指导治疗颈椎病60例［C］.全国中医骨伤科第二届四次学术年会论文集.成都：中国中医学会，2001：179-180.

［23］张朝仁.杨氏理筋手法治疗腰椎后关节紊乱症［C］.全国中医骨伤科第二届四次学术年会论文集.成都：中国中医学会，2001：190-191.

［24］杨宏.杨氏理筋手法在关节错缝中的应用［C］.全国中医骨伤科第二届四次学术年会论文集.成都：中国中医学会，2001：192-193.

［25］周奉皋，唐小波，孙波.杨氏振奋复位法治疗急性腰椎后关节滑膜嵌顿疗效观察［C］.全国中医骨伤科第二届四次学术年会论文集.成都：中国中医学会，2001：200-201.

［26］阳家明.运用"杨氏酒"治疗漏肩风体会［C］.全国中医骨伤科第二届四次学术年会论文集.成都：中国中医学会，2001：218.

［27］张继祥，许灿荣，屈本君.杨氏理筋手法辅以针灸中药治疗肱骨外上髁炎的临床体会［C］.全国中医骨伤科第二届四次学术年会论文集.成都：中国中医学会，2001：220-221.

［28］杨文中，杨宏.儿童髋关节一过性滑膜炎的诊治心得［C］.全国中医骨伤科第二届四次学术年会论文集.成都：中国中医学会，2001：252-253.

［29］朱显沛，朱邦.综合疗法治疗风湿病的临床体会［C］.全国中医骨伤科第二届四次

学术年会论文集.成都：中国中医学会，2001：302-303.

[30] 卡尔·齐佩留斯.中国骨伤学在欧洲的现状［C］.全国中医骨伤科第二届四次学术年会论文集.成都：中国中医学会，2001：330-331.

[31] 潘良春，付欲新，凌纯，等.骨科诊治缺陷典型病例［C］.首届"锦江－金堂"城乡卫生一体化学术交流会论文集.成都：成都市锦江区卫生局，2005：10-16.

[32] 李明远，潘良春，周太安.杨氏骨科小夹板外固定疗法介绍［J］.四川中医，2006（3）：94-95.

[33] 张朝仁，刘俊，周太安.试论杨氏骨科与脾胃的关系［J］.中医正骨，2006（11）：60.

[34] 周太安，潘良春.中医正骨手法的力学原理［C］.四川重庆中医骨伤科学术年会论文集.四川峨眉：四川省中医药学会、重庆市中医药学会，2008：15-18.

[35] 张朝仁，周太安，刘俊.掌骨颈骨折的整复与固定法体会［C］.四川重庆中医骨伤科学术年会论文集.四川峨眉：四川省中医药学会、重庆市中医药学会，2008：153-154.

[36] 周奉皋.小剂量间歇牵引法治疗颈椎病56例疗效分析［C］.四川重庆中医骨伤科学术年会论文集.四川峨眉：四川省中医药学会、重庆市中医药学会，2008：203-204.

[37] 刘俊，毛建军，巫中华.腰椎牵引辅以中药热敷治疗腰椎间盘突出症350例体会［C］.四川重庆中医骨伤科学术年会论文集.四川峨眉：四川省中医药学会、重庆市中医药学会，2008：252-253.